循证社会科学研究系列丛书

杨克虎 总主编

国家社会科学基金重大项目"循证社会科学的理论体系、国际经验与中国路径研究"（项目编号：19ZDA142）的阶段性研究成果

循证卫生决策研究方法与实践

杨克虎 李秀霞／主编

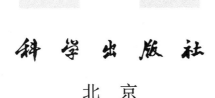

北 京

内 容 简 介

循证卫生决策强调依据"证据"来制定卫生政策与法规，是一种更为科学、客观的决策模式。本书从研究基础、研究方法、研究案例三个方面考虑，设计三个篇章。基础篇主要介绍循证卫生决策的概念、内涵与发展，卫生决策研究证据的分类与来源、检索、质量评价与分级等内容；方法篇主要介绍系统评价、实践指南、证据图谱、实施科学、卫生技术评估、政策简报等方法及其在卫生决策研究证据的生产、转化及传播中的应用；案例篇聚焦当前公共卫生领域的热点问题，分别对方法篇涉及的各种方法进行案例解析，以期为循证卫生决策研究方法实践提供进一步参考和借鉴。

本书可以作为公共卫生、卫生事业管理等相关专业本科生和研究生的教学用书，也可以作为研究者与决策者进行循证卫生决策研究与实践的工具书和参考书。

图书在版编目（CIP）数据

循证卫生决策研究方法与实践/杨克虎，李秀霞主编. —北京：科学出版社，2023.3

（循证社会科学研究系列丛书）

ISBN 978-7-03-074753-2

Ⅰ. ①循⋯ Ⅱ. ①杨⋯ ②李⋯ Ⅲ. ①循证医学-卫生管理-研究方法 Ⅳ. ①R499

中国版本图书馆 CIP 数据核字（2023）第 022358 号

责任编辑：刘英红 赵瑞萍/责任校对：王晓茜
责任印制：张 伟/封面设计：有道文化

科 学 出 版 社 出版

北京东黄城根北街 16 号
邮政编码：100717
http://www.sciencep.com

北京虎彩文化传播有限公司 印刷
科学出版社发行 各地新华书店经销

*

2023 年 3 月第 一 版 开本：720 × 1000 1/16
2023 年 3 月第一次印刷 印张：12 3/4
字数：262 000

定价：128.00 元

（如有印装质量问题，我社负责调换）

《循证卫生决策研究方法与实践》编委会

总　序

循证社会科学（Evidence-based Social Science）是循证医学与社会科学交叉而成的一个新兴学科，主要基于最佳证据、运用循证方法来揭示和阐释社会科学领域的规律性问题。循证社会科学是随着 20 世纪 90 年代兴起的循证实践运动（EBP Movements）的发展而产生的，21 世纪以来逐渐受到关注并在国际上得到较快发展。目前，循证社会科学已成为一个具有一定学术影响力和社会影响力的新的学科交叉研究领域。

循证社会科学的兴起和发展不是偶然的，它反映了科学发展的规律和某种必然的趋势，也蕴含着深层次的驱动因素。具体来看主要有以下四个因素。

一是循证医学发展的科学影响。自 1992 年加拿大学者 Gordon Guyatt 等在《美国医学会杂志》上发表 *Evidence-based medicine：a new approach to teaching the practice of medicine* 一文标志着循证医学正式诞生以来，循证医学"基于问题的研究，遵循证据的决策，关注实践的后果，后效评价、止于至善"的理念和"有证查证用证，无证创证用证"的方法就广受科学界及社会高度认可。借鉴循证医学的理念、方法和技术，在社会科学领域通过最佳证据的生产、传播、转化和应用，进而促进科学决策的循证实践更是被誉为社会科学的第三次"科学化"浪潮。可以说，循证医学给了循证社会科学发展的理论基础和动力。

二是学科交叉融合的发展结果。当前，全球新一轮科技革命和产业变革呈现出信息、生命、材料等众多领域知识汇聚融合的新特点，在此大背景下，人类在解决经济、社会等关系到人类生存和社会发展的重大问题时，越来越多地需要综合运用多学科知识，需要在不同学科间开展广泛的交流与合作。在此过程中，学科之间知识不断相互交叉、融合、渗透，科学研究呈现出从"单一学科"向"交叉学科"的范式转变的趋势，我们已经进入了交叉科学时代。循证医学独特的视角、先进的理念、科学的方法和跨学科、跨地域合作的创新模式对自然科学领域和社会科学领域各学科的发展产生了深远的影响。心理学界自 20 世纪七八十年代开始即制订了相关心理学实践的原则、手册、指南与标准，在学校心理学、咨询心理学、家庭心理学、行为分析甚至各种社会服务或社区服务等领域开展了一场声势浩大、席卷全球的循证实践运动，推动着循证的思想、理念与方法交叉发展并渗透到传统的管理学、教育学、社会学、经济学等社会科学领域，循证社会科学在不断深化的交叉融合下迎来了一次次发展机会。

三是科学研究范式的演变革新。随着大数据时代的到来和数据的爆炸性增长，计算机不仅仅能做模拟仿真，还能进行分析总结和理论阐释，这一时代的变化显而易见的是让与数据模型构建、定量分析方法及利用计算机来分析和解决科学问题的第三科研范式——计算机科学有了丰富和可以计算的数据基础，更为重要的是推动了数据密集范式从第三范式中分离出来，成为一个独特的科学研究范式——第四范式：数据密集型科学研究范式。在数据密集型科学研究范式环境下，科学研究由传统的假设驱动向基于科学数据进行探索的科学方法转变，由大数据组成的科学数据成为科学家们进行科学研究的最佳证据选择，也就是说科学研究范式的演变革新为循证社会科学发展提供了坚定的证据保障及应用驱动。

四是社会重大问题的治理需要。循证的理念、思想和方法已经在西方发达国家的科学决策、政府治理和智库研究中受到重视并推广应用。1999 年，英国布莱尔政府公布了《政府现代化》（*Modernizing Government*）白皮书，提出"本届政府要更好地利用证据和研究的方法来制定政策，更多地专注于能产生长期影响的政策"。2007 年澳大利亚总理陆克文指出"循证决策是改革政府的核心"。2016年 3 月 18 日，美国第 114 届国会通过了成立"循证决策委员会"的法案[H.R.1831（114th）：*Evidence-based Policymaking Commission Act of 2016*]，以确保联邦政府在制定每年为社会服务提供 1.6 万亿美金的资助政策和干预措施时是基于证据的，同时评估联邦计划和税收支出的有效性。由此可见，循证社会科学已在社会治理、政府建设等领域得到一定的应用，循证社会科学的价值在实践层面得到了挖掘和彰显。

在我国，循证社会科学研究与实践尚处于萌芽阶段，虽然教育学、法学、社会工作、管理学等社会科学领域的从业者、决策者和研究者们逐渐意识到循证科学决策的重要性和紧迫感，但相关研究证据较少，涉及领域比较局限，而且也没有支持循证社会科学研究与实践的平台。此外，人们对大数据时代获取、生产、评价、转化利用社会科学领域证据的方法知之甚少。所以，开展循证社会科学的理论与实践研究，探索和厘清循证社会科学的理论、证据、应用、平台等问题，对填补当前我国循证社会科学发展的诸多空白，推动循证的理念、方法和技术惠及更多的社会科学研究及实践，显而易见具有重要的学理意义和实践意义。部分学者及国家相关机构也已经意识到了发展循证社会科学的价值所在，并开展了相应的自觉行动。2019 年 5 月 30 日，国家科技部组织召开的香山科学会议——"循证科学的形成发展与学科交融"（第 S49 次学术讨论会），就是国家在循证科学研究领域的战略布局和发展引领的标志。

兰州大学是教育部直属的全国重点综合性大学，是国家"985 工程""211工程""双一流"重点建设高校之一。成立于 2005 年的兰州大学循证医学中心一直重视将循证的理念和方法推广运用到社会科学的研究和实践领域，以推动循证社会科学研究的发展。中心邀请了国际循证社会科学权威学术组织 Campbell 协作网时任主席 Haluk Soydan 教授、美国南加利福尼亚大学社会工作学院 Iris Chi 教授等国际一流循证社会科学专家到兰州大学进行学术交流和开展培训工作。2010年 1 月，派出博士研究生拜争刚赴美国南加利福尼亚大学师从 Haluk Soydan 教授学习；2010 年 12 月，开始与加拿大麦克马斯特大学合作推出"卫生系统证据"数据库中文版，并联合培养循证卫生决策管理方向的研究生；2014 年，与南加利福尼亚大学社会工作学院签署合作备忘录，共同开发"中国儿童与老年健康证据转化数据库"，组织团队对 Campbell 协作网及 Campbell 系统评价进行学习研究；2016 年，在兰州大学的立项支持下组建了由法学、管理学、经济学、教育学、心理学、哲学、社会工作、公共卫生、医学等学科研究人员组成的循证社会科学研究团队，开展循证方法学的培训和学术研究；2017 年，派出博士研究生王小琴赴加拿大渥太华大学师从 Campbell 协作网主席 Jeremy Grimshaw 教授研修学习，12 月，兰州大学正式成立"循证社会科学研究中心"，并将"循证社会科学研究平台建设"作为"双一流"建设项目给予优先支持。

扬帆起航的兰州大学循证社会科学研究中心以"原创导向、交叉融合、开放合作、超前发展"为指导原则，充分发挥兰州大学循证医学学科的人才优势和方法学优势，整合国内外及学校相关人文社会科学的优质资源，瞄准循证社会科学研究的前沿及空白点进行探索研究及应用。2018 年，编著出版国内第一本"循证社会科学"教材《循证社会科学研究方法：系统评价与 Meta 分析》。2018 年至2022 年，前后举办 10 期"循证社会科学研究方法"培训班，来自全国 20 余个省（自治区、直辖市）的近百所高校、科研机构的千余名学员参加培训，"循证社会科学研究方法"作为"研究生学科前沿交叉课程"得到兰州大学立项支持；每年主办"循证科学与知识转化"论坛，邀请国际循证医学创始人、加拿大皇家科学院院士、加拿大麦克马斯特大学 Gordon Guyatt 教授，全球证据委员会共同主席、加拿大麦克马斯特大学 John N. Lavis 教授，Campbell 协作网前执行总裁 White Howard 教授，Campbell 图书馆（Campbell Library）总主编 Vivian A. Welch 教授等国际循证社会科学权威学者来兰州大学讲学，分别与 Campbell 协作网、美国哈佛大学、美国南加利福尼亚大学、英国贝尔法斯特女王大学、加拿大循证卫生决策研究中心、加拿大麦克马斯特大学、加拿大渥太华大学、瑞士日内瓦大学签署了合作协议，就循证社会科学的人才培养、科学研究、学术交流、国际合作等方面开展了实质性合作。2018 年，兰州大学循证社会科学研究中心入选中国智库索引（Chinese Think Tank Index, CTTI）。2019 年 12 月，中心申请到全国第一个"循证社会科学"国家社会科学基金重大项目"循证社会科学的理论体系、国际经验与中国路径研究"（项目编号：19ZDA142），并率先开始在全国招收循证社会学方向的博士研究生。2021 年，"循证社会科学的课程体系及教材建设实践"获教育部首批新文科研究与改革实践项目立项支持，循证科学被兰州大学列入"十四五"规划交叉学科重点建设名单，获批国家留学基金管理委员会"循证社会科学创新人才联合培养项目"；2022 年，再次获批国家留学基金管理委员会"全球卫生青年创新人才联合培养项目"，两年间连续派出 11 位青年教师和研究生赴哈佛大学、麦克马斯特大学、贝尔法斯特女王大学、日内瓦大学、鲁汶大学等国际知名大学师从权威专家进行交流访学或接受联合培养。同年，"循证科学"交叉学科博士学位授权点正式获批；"循证社会科学交叉创新实验室"作为兰州大学哲学社会科学实验室（首批）获立项支持，Campbell 协作网前执行总裁 White Howard 教授被兰州大学聘任为循证社会科学交叉创新实验室外籍教授；与全球证据委员会合作，翻译并发布了《全球证据委员会报告》（中文版）；循证社会科学研究中心被列为兰州大学新型智库建设试点单位，并入选"CTTI2022 年度高校智库百强榜"；6 门课程与 6 本教材获兰州大学立项建设，系列课程与系列教材渐成体系。

　　在已有的发展和研究基础上，兰州大学循证社会科学研究中心将目光瞄准到更为广阔的理论和实践领域拓展上，组织相关专家完成"循证社会科学研究系列丛书"以适应和回应循证社会科学研究和实践发展的需要。丛书包括杨克虎等的《循证社会科学研究方法：系统评价与 Meta 分析》，胡晓玲、柳春艳的《循证教育学概论》，魏丽莉、斯丽娟的《循证经济学》，李秀霞的《循证卫生决策研究方法与实践》，刘光华的《法循证学理论与实践》，王学军的《循证治理》，郭丽萍的《循证教育学研究方法与实践》，徐争的《循证艺术疗法理论与实践》，刘勍、袁陇珍的《循证图书馆信息实践》，以及《中国循证社会科学发展年报》等 10 余部著作、刊物。期待"循证社会科学研究系列丛书"的出版能为确立循证社会科学的理论体系，探索循证社会科学发展的中国路径，促进中国循证社会科学的发展，奠定我国在国际循证社会科学研究领域的学术地位发挥相应的作用。

　　本丛书的出版，得到了全国哲学社会科学规划办公室、国家自然科学基金委员会、甘肃省科技厅、甘肃省哲学社会科学规划办公室，以及兰州大学学科建设与发展规划处、社会科学处、科学技术发展研究院和中央高校基本科研基金的支持和资助，得到了许多领导和专家的关注和大力支持。在此表示由衷感谢！

杨克虎
2023 年 2 月

前　言

2013 年 11 月，中共十八届三中全会提出的"国家治理体系和治理能力现代化"重大命题，被认为是继"工业、农业、国防和科学技术四个现代化"之后的"第五化"。面对世界百年未有之大变局，我国推进国家治理体系和治理能力现代化建设，重要的一点就是提高党的执政能力和领导水平，健全决策机制，加强重大决策的调查研究、科学论证、风险评估，强化决策执行、评估和监督。

新冠疫情对各国卫生系统、社会治理及科学决策均提出了严峻挑战。决策与治理的议题正以不同表现形式和不同讨论维度走进研究者、决策者和公众视野。其中，面向公共卫生、全球健康的有效决策是研究与讨论之焦点，且随着习近平总书记在 2020 年 9 月 24 日主持召开科学家座谈会时提出的"四个面向"（面向世界科技前沿、面向经济主战场、面向国家重大需求、面向人民生命健康）重要指示而被赋予了新的使命。可以说，学习和领会新时代中国特色社会主义思想及"四个面向"的深刻内涵和价值意蕴，提高我国公共卫生的治理水平，防范化解重大疫情和重大突发公共卫生风险，既是一项显示学术共同体的使命驱动以及通过知识生产协同解决现实重大问题的研究任务，也是一项彰显学术共同体的责任担当，以及通过解读中国实践、构建中国理论、讲好中国故事来推动人类社会发展的政治任务。

以证据为核心的循证理念为公共卫生决策提供了一个新的视角和可行的路径，逐渐形成了循证卫生决策的概念及理论方法体系。从内涵理解来看，循证卫生决策是一种相较于传统的经验决策、专家决策更为科学、客观的决策模式，其理念精髓是"针对具体的卫生问题，慎重、准确、明智地应用现有最佳研究证据，同时结合当地实际情况和民众的服务需求，制定出切实可行的卫生政策"。可以清晰地看到，"循证决策""循证治理"已成为引发全球决策科学性和有效性变革的新思潮。实践表明，以科学证据为基础的循证卫生决策能有效提升卫生资源的合理利用、惠及更广泛的人群健康。

目前，国际上越来越多的管理者和决策者认识到循证卫生决策的科学价值，并孜孜以求于推动决策模式的转变。早在 2005 年，世界卫生组织在世界健康大会上就呼吁各成员国建立或加强信息转换机制来支持循证卫生决策，提倡发展中国家根据本国国情和有价值的证据进行卫生政策的制定；在 2014 年的世界卫生大会上，世界卫生组织再次向所有成员国倡议建立卫生干预和技术评估体系，以为卫生决策提供证据支持。同时，也有越来越多的研究者致力于循证卫生决策的方法学发展，不管是从证据生产到证据应用，还是从决策实践到效果评估，都为循证卫生决策提供了越来越科学的方法支持。

随着国际上循证决策的理念深入与方法发展，卫生系统及决策支持研究证据的数量也在逐年增长。作为世界卫生组织和各国循证决策与实践源证据库的Cochrane图书馆，截至2021年3月已收录系统评价全文8 522篇、研究计划书2 420篇，其中"卫生体系与有效实践（effective practice & health systems）"主题的系统评价全文203篇，"公共卫生（public health）"主题的系统评价全文101篇。世界卫生组织制订发布的有关公共卫生问题的循证指南已逾160部，其中卫生政策指南31部。

尽管循证决策的理念在我国早有萌芽，但我国的循证卫生决策起步较晚，且因为早期缺乏对循证卫生决策的认识和概念提出，甚至曾被一些国外研究者质疑决策的"不循证"。近年来循证卫生决策日益受到我国决策与管理部门的高度关注，循证卫生决策的实践探索和理论研究都在快速发展。党的十八届五中全会将"健康中国"提升为国家战略，全会通过的《"健康中国2030"规划纲要》提出"把健康融入所有政策"，党的二十大报告提出"增进民生福祉，提高人民生活品质"，再次强调"推进健康中国建设"，这无疑将进一步促进我国循证卫生决策的发展。

兰州大学循证社会科学研究中心、兰州大学卫生技术评估中心是我国最早开展循证卫生决策研究的机构之一。凝聚了中心团队集体智慧、基于多年实践探索和科学研究积累而成的《循证卫生决策研究方法与实践》，以习近平新时代中国特色社会主义思想、二十大精神为指引，系统总结了循证决策理念和方法在公共卫生管理领域应用与实践的经验。《循证卫生决策研究方法与实践》全书共设计有循证卫生决策研究基础篇、方法篇和案例篇三个篇章。其中，基础篇有4章内容，主要介绍循证卫生决策的概念、内涵与发展，卫生决策研究证据的分类与来源、检索、质量评价与分级等内容；方法篇有6章内容，系统介绍系统评价、实践指南、证据图谱、实施科学、卫生技术评估、政策简报等卫生决策研究证据的生产、转化、应用及传播方法；案例篇有6章内容，聚焦于当前公共卫生领域的热点问题，分别对方法篇涉及的各种方法进行案例解析，以期为循证卫生决策研究方法实践提供进一步参考和借鉴。本书可作为公共卫生、卫生事业管理专业本科生和研究生的教学用书，也可作为研究者与决策者进行循证卫生决策研究与实践的工具书。

《循证卫生决策研究方法与实践》获得国家社会科学基金重大项目"循证社会科学的理论体系、国际经验与中国路径研究"（项目编号：19ZDA142）与国家自然科学基金面上项目"基于 GRADE 的公共卫生决策证据质量分级理论及方法研究"（项目编号：72074103），以及兰州大学教材建设基金资助支持，在此表示由衷感谢！同时，也特别感谢全体编委和未在书中署名但参与校对的研究生同学。

　　本书在编写过程中参考了大量国内外相关成果，谨向各位作者表示诚挚谢意！囿于我们对循证卫生决策研究认知的局限性，以及方法学的不断发展，本书仍有不足和疏漏之处，敬请各位同道及广大读者对书中的观点和内容给予批评指正。

李秀霞　杨克虎

2023 年 2 月

目　　录

上篇　循证卫生决策研究基础

第一章　循证卫生决策概述 ………………………………………………… 3
　　第一节　循证卫生决策的概念与源起 ………………………………… 3
　　第二节　循证卫生决策的研究进展 …………………………………… 5
　　第三节　未来展望 ……………………………………………………… 10
第二章　卫生决策研究证据的分类及来源 ……………………………… 12
　　第一节　证据的概念及分类 …………………………………………… 12
　　第二节　证据的来源 …………………………………………………… 15
第三章　卫生决策研究证据的检索 ……………………………………… 22
　　第一节　证据检索的基本步骤 ………………………………………… 22
　　第二节　常用卫生决策证据资源的检索 ……………………………… 26
第四章　卫生决策研究证据的质量评价与分级 ………………………… 38
　　第一节　方法学质量评价工具 ………………………………………… 38
　　第二节　报告质量评价工具 …………………………………………… 44
　　第三节　GRADE 方法的应用 ………………………………………… 50

中篇　循证卫生决策研究方法

第五章　系统评价 ………………………………………………………… 57
　　第一节　系统评价方法概述 …………………………………………… 57
　　第二节　系统评价的制作方法 ………………………………………… 60
第六章　循证实践指南 …………………………………………………… 69
　　第一节　指南简介 ……………………………………………………… 69
　　第二节　卫生政策指南概述 …………………………………………… 71
　　第三节　卫生政策实践指南的制订步骤及方法 ……………………… 72
第七章　证据图谱 ………………………………………………………… 79
　　第一节　证据图谱简介 ………………………………………………… 79
　　第二节　证据图谱的制作步骤及方法 ………………………………… 83
　　第三节　证据图谱的报告 ……………………………………………… 88

第八章　实施科学 ··· 94
　第一节　实施科学简介 ··· 94
　第二节　实施科学的研究设计及方法 ····························· 97
　第三节　实施研究的报告规范 ··································· 99
第九章　卫生技术评估 ··· 103
　第一节　卫生技术评估简介 ····································· 103
　第二节　卫生技术评估的方法 ··································· 107
　第三节　卫生技术评估报告规范 ································· 115
第十章　循证卫生政策简报 ······································· 118
　第一节　政策简报概述 ··· 118
　第二节　政策简报的制订步骤及方法 ····························· 121
　第三节　政策简报的报告规范 ··································· 124

下篇　循证卫生决策研究案例解读

第十一章　公共卫生驱虫计划的系统评价 ························· 131
第十二章　优化社区卫生工作者项目的卫生政策指南 ··············· 135
第十三章　口罩降低呼吸道病毒传播的证据图谱 ··················· 143
第十四章　社区心血管疾病预防计划的实施研究 ··················· 147
第十五章　重离子放射治疗技术评估 ····························· 151
第十六章　提升艾滋病病毒感染者全面护理的政策简报 ············· 155

附录一　Cochrane Library 循证卫生决策相关主题信息一览表 ·········· 161
附录二　3ie 循证卫生决策相关文献信息一览表 ···················· 163
附录三　Campbell 系统评价题目注册表模板 ······················ 176
附录四　Campbell 证据差距图题目注册表模板 ···················· 181
附录五　缩略语表 ··· 186

上篇　循证卫生决策研究基础

第一章　循证卫生决策概述

卫生政策属于公共政策的范畴，是政府或权威机构为解决公共卫生问题而进行的决策。循证卫生决策是紧随循证医学而产生的卫生决策理念。从宏观层面，它强调依据"证据"来制定卫生政策与法规，是一种更为科学、客观的决策模式，有利于改善政策的科学性、针对性和有效性，促进卫生资源的合理配置。

第一节　循证卫生决策的概念与源起

一、循证卫生决策的概念及内涵

循证卫生决策（Evidence-based Health Policy-making, EBHP）的概念起源于20 世纪 90 年代初。1990 年，国际知名期刊《美国医学会杂志》（*The Journal of the American Medical Association*, JAMA）刊文 *Practice Policies：Where Do They Come From*，由 David Eddy 首次提出"卫生决策要以证据为基础"。1997 年，公共卫生领域的循证卫生保健（Evidence-based Healthcare, EBHC）概念逐渐成熟起来，并开始探讨如何进行循证决策和管理。经过 30 余年的发展，"循证卫生决策"的概念被国内外学者归纳为："针对具体的卫生问题，慎重、准确、明智地应用现有最佳研究证据，同时结合当地实际情况和民众的服务需求，制定出切实可行的卫生政策。"一般而言，卫生决策有宏观决策和微观决策之分，宏观决策是关于群体和卫生系统的，包括卫生政策和法规、循证公共卫生与卫生管理等；微观决策是针对个体或个人的，如临床决策、医疗决策等。

在循证卫生决策过程中，明确卫生政策的内涵及其要解决的主要卫生矛盾尤为重要。循证卫生决策应该至少明确三个细节，即：①针对的具体卫生问题，这是明确及制定政策实施目标的关键，如城乡地区儿童医疗保险覆盖率低的问题；②政策实施的目标人群，基于卫生问题，有助于界定政策实施的环境与范围，如城乡地区的儿童医疗保险；③切实可行的最佳证据，主要考虑经过评价的研究结果，如关于扩大城乡地区儿童医疗保险覆盖率的干预措施效果的系统评价等，无论何种形式的研究结果，都需要经过证据质量、利弊平衡、利益相关者的意愿与价值观、资源利用、可行性等多方面的综合考虑方可使用，这些细节也是进行政策效果评估的要素。

关于循证卫生决策的概念内涵,国外学者持有不同观点,分别表述为 evidence-informed health policy 和 evidence-based health policy（图 1-1）。evidence-informed 译为"知证"，evidence-based 译为"循证"，前者认为在卫生决策过程中知晓证据尤为重要，并不一定必须 evidence-based，因为 evidence-based 可能有必须"遵循"的含义，容易夸大证据在决策中的分量。这也给我国学者引入概念时带来了困惑，但在汉语环境下，结合循证医学的理念，此种争议似乎并不影响概念的使用。

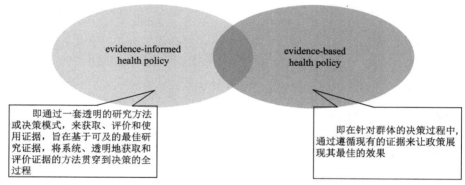

图 1-1　evidence-informed health policy 与 evidence-based health policy

二、循证卫生决策的源起与历史

循证卫生决策是随着循证医学与循证理念不断发展和广泛传播而形成的一种新兴决策理念和决策模式，一经兴起便受到各国研究者、决策者及实施者的普遍关注。

1996 年，Adrian Smith 发文建议"以证据为基础的方法"制定政策。1998 年，"循证决策及其实践"学术会议在英国举办,标志着循证决策概念的正式出台。1999 年，英国布莱尔政府公布了《21 世纪的专业政策制定》和《政府现代化白皮书》（*Modernizing Government*），提出"本届政府要更好地利用证据和研究的方法来制定政策，更多地专注于能产生长期影响的政策"。2005 年的世界健康大会上，世界卫生组织（World Health Organization, WHO）呼吁各成员国建立或加强信息转换机制来支持循证卫生决策，提倡发展中国家根据本国国情和有价值的证据进行卫生政策的制定。2007 年澳大利亚总理陆克文指出"循证决策是改革政府的核心"。2015 年 4 月 16 日，美国国会提出成立"循证决策委员会"的法案，以确保联邦政府在制定资助政策和干预措施时基于证据，同时评估联邦计划和税收支出的有效性。国际知名期刊 *New England Journal of Medicine* 在 2017 年刊文 *Evidence-based Health Policy*，进一步强调依据"证据"来制定卫生政策与卫生法规。

循证卫生决策在我国发展已逾二十年，其理论体系及实践模式仍在探索之中，关于循证卫生决策实践的探讨和呼吁亦层出不穷。李立明教授等曾结合循证实践提出循证公共政策与公共卫生改革路径；李幼平教授等对我国公共卫生领域实现循证决策与管理所面临的挑战与问题进行过系统总结和探析。我国于十八届五中全会上将"健康中国"提升为国家战略，2016 年 10 月中共中央、国务院印发并实施了《"健康中国 2030"规划纲要》，将实现人民健康作为奋斗目标，提倡"把健康融入所有政策"，对国家卫生政策的制定提出了更高要求，开启了我国循证卫生政策的新征程。

第二节　循证卫生决策的研究进展

一、循证卫生决策研究现状

国际上，循证卫生决策研究和实践发展较快。Cochrane 协作网和 Campbell 协作网是目前国际上公认的生产、保存、传播高质量系统评价证据的独立非盈利国际组织。Cochrane 协作网成立于 1993 年，已成为 WHO 和各国循证决策与实践的源证据库。截至 2021 年 3 月，Cochrane 图书馆（Cochrane Library）中已收录系统评价（Cochrane systematic reviews, CSR）全文 8 522 篇、研究计划书 2 420 篇，其中"卫生体系与有效实践（effective practice & health systems）"主题的 CSR 全文有 203 篇，"公共卫生（public health）"主题的 CSR 全文有 101 篇。Campbell 协作网成立于 2000 年，致力于社会科学领域高质量系统评价证据的生产、保存和传播，现设有行业与管理、教育、法律、社会福利、国际发展、伤残、知识转化与应用、营养、方法学等 9 个专题系列，其子产品 *Campbell Systematic Reviews* 已收录注册题目 300 余个，系统评价全文 181 篇，研究方案 272 篇，证据图谱 4 篇，发展成为一个享誉世界的循证公共决策的智库平台。

近年来，我国决策与管理部门日渐关注循证卫生决策模式，研究团队亦不断壮大。2005 年至 2009 年，原中华人民共和国卫生部（现为国家卫生健康委员会）、英国国际发展部、WHO 三方联合设计实施了中国卫生政策支持项目（Health Policy Support Project, HPSP），旨在推动我国建立一个高效、公平与高质量的卫生系统，主要包括"利贫政策研究""知识管理（即政策、信息及数据的综合管理）""高级政策制定者培训""快速政策开发""政策研讨与传播",其在 2005 年 12 月举办了第一期循证卫生政策培训班。2010 年,由美国中华医学基金会(China Medical Board, CMB)资助的西部卫生政策循证研究中心正式落户四川大学,针对我国西部地区的卫生战略及政策问题开展研究工作,旨在提升西部地区的卫生政策研究能力,改善西部人群的健康与卫生公平性,以推动国家卫生系统及卫生政策的发展。兰州大学循证医学中心一直致力于循证卫生决策研究,于 2008 年、2010 年、2014 年分别邀请 Campbell 协作网时任主席 Haluk Soydan 教授和美国南加利福尼亚大学社会工作学院的 Iris Chi 教授来兰州进行交流访问和开展培训工作;自 2010 年便与加拿大麦克马斯特大学合作推出"卫生系统证据"数据库的中文版,并联合培养循证卫生决策管理方向的研究生;2018 年 1 月兰州大学循证社会科学研究中心正式成立,其融合法学、管理学、经济学、教育学、哲学、公共卫生、医学等多学科优势,以促进社会科学的循证研究,卫生政策研究亦是其重点方向。

2021 年 3 月,以 "evidence-informed health policy" 与 "evidence-based health policy" 为检索词对 Wed of Science 数据库进行标题检索,发现前者的相关文献有 115 篇,后者相关文献有 294 篇,合并结果 394 篇,第一篇研究文献发表于 1996 年,此后发表数量呈现逐年增加的趋势,2020 年发表量最多,为 33 篇。这些文献包括期刊论文 297 篇,会议摘要 55 篇,其他文献类型 42 篇;刊载于 203 个期刊出版物,其中 *European Journal of Public Health* 载文量最多(22 篇),其次为 *Health Research Policy and Systems*, *BMJ*, *The Lancet*, *Implementation Science*, *Evidence Policy* 等;涉及 31 个研究方向,居于前五位的是"卫生保健科学服务(Health Care Sciences Services)""社会学(Sociology)""公共环境职业卫生(Public Environmental Occupational Health)""全科内科学(General Internal Medicine)"及"心理学(Psychology)"。发表研究数量居于前五位的机构是伦敦大学、麦克马斯特大学、WHO、加利福尼亚大学和哈佛大学。根据作者国家来源,可见美国发文量最多,我国的发表量为 7 篇。

同理,2021 年 3 月以关键词"循证决策""循证政策""知证决策""知证政策"检索中国科学引文数据库(Chinese Science Citation Database, CSCD),获得研究文献 46 篇,其发表时间并未表现出明显规律,2004 年发表了第一篇,2008 年发表量最多(6 篇),近五年(2016—2020 年)的发表量为 14 篇。这些文献刊载于 13 个期刊出版物,其中载文量最多的是《中国循证医学杂志》(29 篇),其次为《中国卫生政策研究》(6 篇);在学科领域方面,44 篇文献涉及医药与卫生学;参与研究的作者来自于 26 所机构,其中以四川大学李幼平教授参与发表研究最多(6 篇)。采用以上检索词及"卫生"同期检索中文社会科学引文索引(Chinese Social Sciences Citation Index, CSSCI),获得研究文献 25 篇,其中第一篇发表于 2006 年，此后发文量呈现逐年增长趋势，于 2020 年达到最多（6 篇）；刊载于《图书与情报》《图书情报工作》等 19 种期刊；主要涉及管理学、教育学、图书情报与信息等学科方向。

可见，循证卫生决策的理念、模式及研究正处于探索和发展阶段，逐渐被政府、权威机构、管理人员、决策人员及研究人员所认可，但其理论体系及方法还有诸多不成熟之处，需要不断探索和完善，目前的研究已初步体现出多学科交叉的特点。

二、循证卫生决策研究方法学进展

（一）循证卫生决策工具

支持政策相关系统评价和试验协作网（SUPporting POlicy Relevant Reviews and Trials, SUPPORT; www.support-collaboration.org）是一个致力于促进研究者、政策制定者在政策研究领域里开展合作并提供培训和支持的国际协作网，由第六届欧洲组织委员会资助，来自 9 个国家的 10 个合作组织所构成。2009 年，SUPPORT 推出循证卫生决策工具，获得较高评价和认可。麦克马斯特大学研究团队针对该工具进行了解读，并在 *Health Research Policy and Systems* 发表了介绍性的系列文章，中文版由四川大学李幼平教授及其团队翻译并发表在《中国循证医学杂志》。系列文章涉及循证卫生决策相关的四个领域，框架及主题见图 1-2。

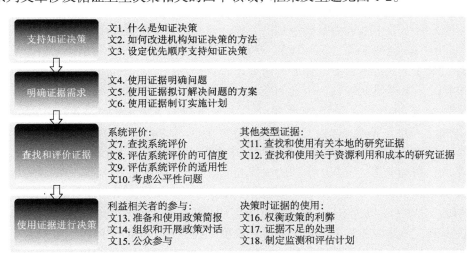

图 1-2　循证卫生决策工具系列文章框架

资料来源: Lavis J N, Oxman A D, Lewin S, 等. 知证卫生决策工具——导论[J].
中国循证医学杂志, 2010, 10(3): 235-239

（二）循证卫生决策研究方法学

证据是循证卫生决策的核心要素，其生产、获得、评价、转化及实践贯穿于整个决策过程。加拿大麦克马斯特大学 John N.Lavis 等曾提出循证卫生决策的十个步骤（图 1-3），据此，本部分简介支持循证卫生决策的几种主要研究方法，详细内容可见后续章节。

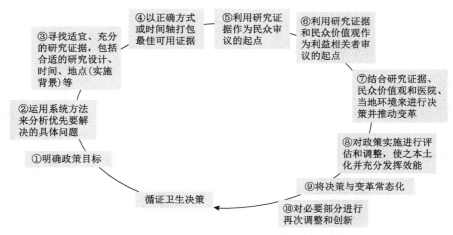

图 1-3　循证卫生决策的基本过程

1. 系统评价（Systematic Review, SR）　　系统评价是循证医学的重要手段，在证据分级标准中被列为最高级别的证据，也是循证卫生系统指南与决策实践中最常被引用的证据来源。它针对某一特定研究问题，采用严格和系统的方法全面收集、评价、分析符合纳入标准的研究结果，呈现综合可靠的结论，从而指导决策和实践。根据研究领域、研究问题、纳入原始研究的类型、统计分析方法、结果呈现形式的不同，系统评价又分为定量系统评价（Quantitative Systematic Reviews）和定性系统评价（Qualitative Systematic Reviews）。定量系统评价采用 Meta 分析方法对同质性研究结果进行合并分析，对原始研究的类型及结果形式要求较高，可以提供严谨、可靠的决策证据。定性系统评价采用 Meta-民族志（Meta-ethnography, ME）、批判解释综合法（Critical Interpretive Synthesis, CIS）、主题综合法（Thematic Synthesis, TS）等方法定性分析综合相关研究结果，不拘泥于原始研究的类型和结果形式，能够多维度地探究和解析研究问题，如对政策实施的环境因素、资源利用情况的分析等，可以与定量系统评价互为补充，为决策提供更广泛的参考。在医学领域，系统评价已经衍生出系统评价再评价、网状 Meta 分析、剂量–反应关系 Meta 分析、诊断试验系统评价、单个病例数据 Meta 分析等多种类型。一些研究人员也在尝试使用这些方法来解决公共卫生领域的研究问题。

2. 循证实践指南（Evidence-based Practice Guideline）　卫生决策比临床决策更容易受混杂因素的影响。卫生政策指南是在卫生系统的层面上制定的推荐意见，能够帮助决策出不同背景下应对卫生问题的恰当方案并协助政策实践。WHO在 2010 年就曾广泛搜集各国研究证据和实例，并采用证据质量和推荐意见评级系统（The Grading of Recommendations, Assessment, Development and Evaluation, GRADE）对纳入证据进行质量评价及推荐强度分级，制定了关于农村卫生及卫生人力资源的全球首部政策指南，共包括 16 条关于农村卫生人力资源吸引和挽留的政策建议，旨在应对困扰世界各国的农村和边远地区卫生人力资源不足的问题。截至 2020 年 12 月，WHO 已发布有关公共卫生问题的循证实践指南 160 余部。

3. GRADE 方法　GRADE 是由包括 WHO 在内的 19 个国家和国际组织在 2004 年联合推出的一种兼具证据质量评价与推荐的方法。因其方法更为科学、操作性强，被 WHO、英国国家卫生与临床优化研究所（National Institute for Health and Clinical Excellence, NICE）、美国疾病控制与预防中心（Centers for Disease Control and Prevention, CDC）等 100 多个指南制定机构和组织认可和采纳，成为证据分级与推荐发展史上的里程碑事件。它不仅可以合理评估系统评价作为证据的质量，而且可以综合考虑证据质量、利弊平衡、利益相关者的意愿与价值观、资源利用、可行性等因素，为卫生政策指南中推荐意见的形成提供正确方向，已成为指南制定的核心技术。目前，GRADE 在公共卫生决策证据质量分级及推荐意见形成中的应用也在积极探索之中。

4. 证据图谱（Evidence Mapping, EM）　证据图谱是 Campbell 协作网的主推产品之一。它是对相关研究领域的现有证据进行系统收集、深入分析、综合评价，整合凝练、以表格或图形为主要呈现形式的一种新型证据综合研究方法，包括证据地图、差距地图、证据差距地图等形式。证据图谱可以为研究人员、决策人员获得高质量证据、发现研究热点与空白、构建证据体系提供参考。兰州大学团队已初步尝试利用证据图谱方法为循证公共卫生决策提供证据支持，研究成果被 *Journal of Clinical Epidemiology* 等国际知名期刊发表。Campbell 协作网在 2020年发布了 Campbell 证据图谱的报告规范，但普适性的报告指南还需要更为广泛的共识和应用去开发验证。

5. 实施科学（Implementation Science）　在卫生保健领域，实施科学被视为促进研究成果应用于临床、组织和政策实践的系统方法。实施科学是研究者为解决循证干预方案在实践推广中面临的问题而提出的新兴交叉学科，以促进循证干预方案快速、便捷、低成本地被转化，让目标人群受益的速度更快、范围更广。实施科学聚焦于如何将有效的干预方案高效转化，就卫生政策的实施而言，涉及政策落地的任何方面，如优效政策方案的选择、实施条件、实施范围、实施策略和方法、实施程序、结果的监测和评价等。目前，实施科学涉及的方法涵盖监控、影响力评估、经济学评价、卫生体系研究、运筹学研究、质量改进、卫生系统工程、传播研究、利益相关者及政策分析、社会营销等十个方面。

6. 卫生技术评估（Health Technology Assessment, HTA）　　卫生技术评估可为卫生决策提供证据支持。从概念提出到现在已经有 40 多年的发展历史，人们对 HTA 的认识和利用也在不断地演化之中。早先 HTA 被定义为：针对某种卫生技术的技术特性、临床安全性、有效性、经济学特性和社会适应性（社会、法律、伦理道德和政治影响）进行全面系统评价的多学科活动。2020 年其定义被延伸为：通过多学科努力，应用明确的方法，来确定卫生技术在不同生命周期中的价值，以为卫生决策提供信息，促进卫生系统的公平、高效、高质量发展。随着新技术和新药物的不断出现、人们的健康需求越来越高，卫生技术评估越来越受到决策部门的重视，2014 年的世界卫生大会上，WHO 向所有成员国倡议建立卫生干预和技术评估体系。卫生技术评估亦成为循证卫生决策的重要证据来源。

7. 政策简报（Policy Briefs）　　政策简报是一种更为简洁的证据信息载体，是为实现传递信息、交流经验、辅助决策、促进实施等目的而开发的专用格式化文体，是一种相对较新的为政策制定者、项目实施者、利益相关者提供打包研究证据和参考的工具。除简报的一般特点外，政策简报的专业性要求更高，兼具传播功能、导向功能和智库功能。卫生系统证据数据库（Health Systems Evidence, HSE）即设置了政策简报版块，对一些重要决策证据进行关键信息的呈现，目前收录政策简报信息 200 条，主要来自国际影响评估倡导组织（International Initiative for Impact Evaluation, 3ie）等。

第三节　未来展望

卫生政策不是简单的政治口号，研究证据也不等于循证决策。*New England Journal of Medicine* 的 *Evidence-based Health Policy* 一文指出，没有一项研究是无可挑剔的，任何一项研究都有难以明确回答的重要政策问题，决策者不可能等到证据充足或干预效果肯定时才进行卫生决策，只能依据现有的可得的最佳证据。一项政策能否落地生根，还取决于证据质量以外的诸多混杂因素，如实施环境、资源可及性、利益相关者的意愿、成本与收益、可行性等。

就目前的发展情况看，循证卫生决策的未来仍充满了挑战。诸如：①循证卫生决策知、信、行的问题，尽管卫生政策研究证据的发布数量呈现逐年增长趋势，但大多数利益相关者对获得、生产、利用可靠证据的方法还知之甚少，影响了决策的效率和效果；②卫生决策研究证据质量的问题，现有研究的质量仍是参差不齐的，高质量卫生决策证据的生产和评估并非易事，虽然证据质量与决策并不是一一对应的，但高质量证据的结果可信度更高，这是来自决策依据的挑战；③决策证据与实践的弥合问题，这是供需方面的挑战，也是证据转化利用的问题，研究表明能够用于决策实践的证据只是少数，证据转化仍需要经历很长时间；④循证卫生决策方法学的问题，循证卫生决策发展时间并不长，其研究方法主要源于循证医学，但公共卫生决策问题远比临床决策问题复杂，做好方法的转嫁、移植和开发还需要很多探索。

参 考 文 献

拜争刚, 2019. 循证社会科学[M]. 上海: 华东理工大学出版社.

陈静静, 潘琳敏, 周波, 2020. 循证公共卫生决策的发展与应用[J]. 智慧健康, 6(8): 45-48.

陈耀龙, 2021. GRADE 在系统评价和实践指南中的应用(第 2 版)[M]. 北京: 中国协和医科大学出版社.

李秀霞, 韩雪梅, 杨克虎, 2018. 循证卫生政策的发展与展望[J]. 图书与情报, (3): 43-49.

李幼平, 杨晓妍, 陈耀龙, 等, 2008. 我国公共卫生领域的循证决策与管理——挑战与探索[J]. 中国循证医学杂志, (11): 945-950.

童峰, 林移刚, 张冲, 2015. 循证决策: 一种忠于证据的公共卫生决策模式[J]. 医学与哲学, 36(5): 4-7.

杨克虎, 李秀霞, 拜争刚, 2018. 循证社会科学研究方法: 系统评价与 Meta 分析[M]. 兰州: 兰州大学出版社.

张一鸣, 2010. 循证公共卫生决策的概念与操作步骤[J]. 中国卫生产业, 7(3): 84-87.

Baicker K, Chandra A, 2017. Evidence-based Health Policy[J]. New England Journal of Medicine, 377(25): 2413-2415.

Lavis J N, Oxman A D, Lewin S, 等, 2010. 知证卫生决策工具——导论[J]. 中国循证医学杂志, 10(3): 235-239.

Muir Gray, 唐金陵, 2004. 循证医学: 循证医疗卫生决策[M]. 北京: 北京大学医学出版社.

Oxman A D, Lavis J N, Lewin S, 等, 2010. 知证卫生决策工具之一——什么是知证决策[J]. 中国循证医学杂志, 10(3): 240-246.

Oxman A D, Vandvik P O, Lavis J N, 等, 2010. 知证卫生决策工具之二——如何改进机构知证决策的方法[J]. 中国循证医学杂志, 10(3): 247-254.

第二章　卫生决策研究证据的分类及来源

　　证据是循证卫生决策的核心要素。在科技飞速发展、信息资源日益丰富的当今时代，研究证据成为决策参考的重要依据，数据库等也成为主要的证据来源。但信息浩如烟海，如何利用有限的时间获取有用、可靠的证据信息，就需要全面认识研究证据的概念、分类、特点及来源。

第一节　证据的概念及分类

一、证据的概念

　　从通俗意义来看，能够证明某事物真实性的有关事实或材料都可被称为证据。法律学术语"证据"是指依照诉讼规则认定案件事实的依据。《中华人民共和国刑事诉讼法》（2018 年 10 月 26 日修正）第五十条规定，可以用于证明案件事实的材料，都是证据，包含：①物证；②书证；③证人证言；④被害人陈述；⑤犯罪嫌疑人、被告人供述和辩解；⑥鉴定意见；⑦勘验、检查、辨认、侦查实验等笔录；⑧视听资料、电子数据。证据必须经过查证属实，才能作为定案的根据。

　　对于卫生研究证据，可以从两个层面理解它的含义。广义上，一切研究结果都可视作研究证据，这也符合循证医学创始人 Gordon Guyatt 等人所提出的概念"任何经验性的观察都可以构成潜在的证据，无论其是否被系统或不系统地收集"。经典的"证据金字塔"（由美国纽约州立大学下州医学中心推出）也与这个概念较为一致，根据研究设计进行证据分级（图 2-1）。但由此获得的证据信息数量难免庞大，质量更是良莠不齐，这一概念容易给遴选决策证据带来困惑。狭义上，研究证据应该是具有真实性、可靠性的研究结果，这就离不开对研究结果的评价和审查。2005 年，加拿大卫生服务研究基金资助项目提出用系统评价的方法定义证据，其结论为"证据是最接近事实本身的一种信息，其形式取决于具体情况，高质量、方法恰当的研究结果是最佳证据。由于研究常常不充分、自相矛盾或不可用，其他种类的信息就成为研究的必要补充或替代"。2008 年，我国学者提出"证据是经过系统评价后的信息"的定义。这两个概念均提出应用系统评价判定证据，后者更为明确易懂，指导性强，有助于用户明确区分信息与证据，即针对用户关注的问题是否做了系统评价。关于系统评价的详细介绍见本书第五章。鉴于全球尚未形成对证据的统一定义，读者在应用时应该结合实际加以取舍。

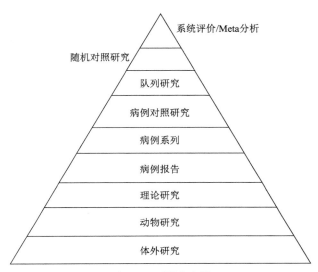

图 2-1　证据金字塔

资料来源: 孙鑫, 杨克虎. 循证医学（第 2 版）[M]. 北京: 人民卫生出版社, 2021

二、证据的分类

了解证据的分类方法及类型有助于读者更好地利用证据。目前，证据分类方法较多，本节主要从证据使用者的角度进行介绍。就公共卫生决策而言，证据的使用者主要有决策者、研究者、卫生服务提供者和其他利益相关者（如政策的受众或一般人群）。

（一）决策者使用的证据

决策者的代表人群包括政府官员、机构负责人员、团体领袖等。宏观卫生决策覆盖面相对广泛，侧重政府需要解决的突出复杂的国计民生问题，故卫生决策者使用的证据需要更高的科学性、集成性和可靠性，概括简明，条理清晰，其呈现形式主要有法律、法规、报告、政策简报等。此类证据可以考虑从政府或部门工作网站、专业数据库（如 HSE）、Campbell Library 等证据资源处获取。

（二）研究者使用的证据

决策证据的使用者同时是证据的研究者、生产者和传播者。此类证据侧重科学探索，解决研究问题，需要更为详尽细致、全面系统。根据研究方法的不同，可将证据分为原始研究证据（Primary Research Evidence）和二次研究证据（Secondary Research Evidence）（图 2-2）。原始研究证据是指直接以人群（患者和/或健康人）为研究对象，对相关问题进行研究所获得的第一手数据，经统计学处理、分析、总结后而得出的结论，又分为观察性研究证据和试验性研究证据。二次研究证据是针对某一个或某一类具体问题，尽可能全面收集有关该问题的全部原始研究，进行严格评价、综合、分析、总结后所得出的结论，是对多个原始研究再加工后得到的证据，呈现形式有系统评价/Meta 分析、卫生技术评估报告和实践指南等。研究者使用的证据来源广泛，特别是学术期刊数据库、专业数据库等，如 Web of Science、Cochrane Library 和 HSE。

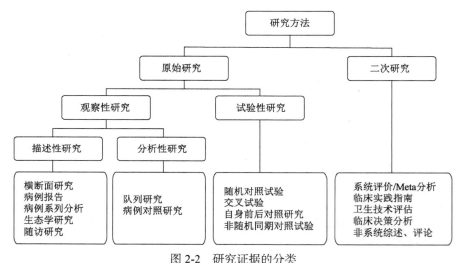

图 2-2　研究证据的分类

资料来源: 孙鑫, 杨克虎. 循证医学（第 2 版）[M]. 北京: 人民卫生出版社, 2021

（三）卫生服务者使用的证据

卫生服务者是卫生决策的具体实践者，可以是卫生服务的提供者或管理者。由于具体的政策实践过程繁杂，供卫生服务者使用的证据更需侧重于实际应用，解决专业问题，易于获得且针对性强。此类证据较好的呈现形式有指南、摘要、手册等。政府或学会网站、一些数据平台或应用程序（Application, App）是较为可靠且便捷的证据来源，如医脉通指南网、国际影响评估倡导组织（3ie）网站。

（四）一般人群使用的证据

一般人群是政策的受众和利益相关者，更加关注个人的卫生保健需求问题。

诸多卫生决策实践的经验表明，让普通人群知悉政策对政策实施具有促进作用。一般人群使用的证据需要通俗易懂、形象生动，如电视、广播、网络、报纸等大众媒体呈现的资料。此类证据的来源主要有公众号、App 及一些数据库的子集，如良医汇患者指南、PubMed Health 数据库。

第二节　证据的来源

一、常见证据资源类型

证据不是数据，其形成是一个去伪存真、科学评价及分析的过程。尽管如此，日益丰富的数据库资源成为研究证据的重要来源。Brain Haynes 等学者针对循证医学临床证据的来源相继在 2001 年、2007 年和 2009 年提出证据资源分类的"4S"、"5S"和"6S"金字塔模型，其中"6S"模型是最新发展阶段，也是较为适合卫生决策研究证据的资源分类（图 2-3）。

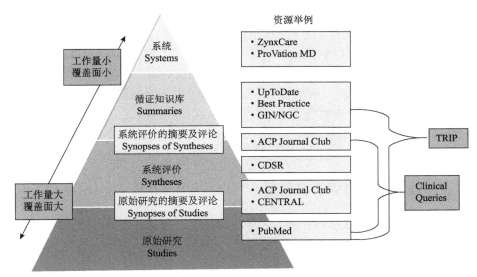

图 2-3　证据资源的"6S"金字塔模型

资料来源: 孙鑫, 杨克虎. 循证医学（第 2 版）[M]. 北京: 人民卫生出版社, 2021

金字塔中的每个"S"代表一种资源类型，自下而上分别是原始研究（Studies）、原始研究的摘要及评论（Synopses of Studies）、系统评价（Syntheses）、系统评价的摘要及评论（Synopses of Syntheses）、循证知识库（Summaries）和计算机辅助决策系统（Systems）。"Studies"代表以收录原始研究资源为主的数据库，如 PubMed、Web of Science、中国知网（China National Knowledge Infrastructure, CNKI）等，收录文献庞杂，质量良莠不齐，遴选证据的难度和工作量相对较大，用户需根据专业和研究选择合适的数据库资源。"Synopses of Studies"代表对原始研究已进行初步评阅、整理归纳和分析的一类数据库资源，如 Cochrane 对照试验中心注册资料库（Cochrane Central Register of Controlled Trials, CENTRAL），方便用户查阅相关信息。Syntheses 代表收录系统评价/Meta 分析的资源，如 Cochrane 系统评价数据库（Cochrane Database of Systematic Reviews, CDSR），随着系统评价/Meta 分析的大量发表，用户在检索时仍需要判断质量。Synopses of Syntheses 主要为系统评价/Meta 分析的摘要和评论资源，即证据摘要，汇集了系统评价/Meta 分析的简要信息及专家对证据的简要评论和推荐意见，如 Campbell 系统评价数据库中的科普语言摘要模块，可以帮助用户快速查找证据。Summaries 代表经过证据总结的一类资源，如国际指南协作网（Guideline International Network, GIN）、美国国家指南交换中心（National Guideline Clearinghouse, NGC）等指南数据库，能够极大地节约用户遴选证据的时间，但目前关于公共卫生决策的指南发表数量仍有限。Systems 指能够将决策需求与研究证据相匹配的计算机决策支持系统，目前在公共卫生决策领域的应用仍处于探索阶段。

在 6 种数据库资源中，越到金字塔的顶部，证据的覆盖面越小，相应的工作量也越小。因此在证据检索实践时，优先考虑从主题相符的计算机辅助决策系统（塔尖）进行检索，即按照从上至下的原则选择证据资源。例如，若计算机辅助决策系统不能解决决策问题，则需要利用循证知识库，若问题还不能解决，则继续检索系统评价摘要和评论的资源，依次进行，直到获得满意的证据为止。

除数据库资源外，能够为卫生决策提供证据信息的还有政府或学术组织的网站、灰色数据资源、学术搜索引擎、专业相关的 App 程序和研究平台等。

二、卫生决策证据资源及其应用

"6S"模型从证据获取的视角对数据资源进行了分类。如果进行证据生产，如制作系统评价，则主要考虑以下资源。

（一）综合性文献数据库

覆盖学科领域广泛，尤其适合交叉学科研究文献的检索。在国内一般可获得的外文综合性文献数据库有 Web of Science、EBSCOhost、ProQuest、OCLC FirstSearch 等。中文综合性文献数据库常用的有中国知网、维普中文期刊服务平台、万方数据知识服务平台等。

1. Web of Science（**http://isiknowledge.com**）　收录了 12 000 多种世界权威

的、高影响力的学术期刊，学科范围涵盖了自然科学与社会科学等领域，可检索科学引文索引扩展版（Science Citation Index Expanded, SCIE）、社会科学引文索引（Social Sciences Citation Index, SSCI）和艺术人文引文索引（Arts & Humanities Citation Index, A&HCI）三大引文数据库，以及化学索引（Index Chemicus, IC）、会议录引文索引–科学版（Conference Proceedings Citation Index-Science, CPCI-S）和会议录引文索引–社会科学与人文科学版（Conference Proceedings Citation Index-Social Science & Humanities, CPCI-SSH），支持多种检索功能。

2. EBSCOhost 数据库（http://search.ebscohost.com）　是 EBSCO 公司三大数据系统之一，属多数据库、单引擎的在线数据库检索系统，可检索到 EBSCO 公司制作的全文数据库和其他数据库，涉及国际商务、经济管理、金融、会计、劳动人事、银行、工商经济、资讯科技、通讯传播、教育、艺术、文学、医药、通用科学等领域，数据每日更新。

3. ProQuest 平台（http://search.proquest.com/index）　提供多个文献数据库的检索，包含文摘题录信息和部分全文，涉及商业经济、人文社会、医药学、生命科学、水科学与海洋学、环境科学、土木工程、计算机科学、材料科学等广泛领域，包含学位论文、期刊、报纸等多种文献类型。

4. OCLC FirstSearch（https://firstsearch.oclc.org/）　是联机计算机图书馆中心（Online Computer Library Center, OCLC）推出的一个联机参考服务系统，涉及的主题非常广泛，基本覆盖了各个领域和学科，内容涉及艺术和人文学科、传记、工商管理和经济、会议和会议录、消费者事务和大众、教育、工程和技术、综合类、医学和健康、新闻和时事、公共事务和法律、快速参考、社会科学等领域。

5. 中国知网（https://www.cnki.net）　收录国内 8 200 多种综合期刊与专业特色期刊的全文，是目前世界上最大的连续动态更新的中国期刊全文数据库，以学术、技术、政策指导、高等科普及教育类为主，同时收录部分基础教育、大众科普、大众文化和文艺作品类刊物，内容覆盖自然科学与人文社会科学的各个领域，全文文献总量 2 200 多万篇。

6. 维普中文期刊服务平台（http://qikan.cqvip.com）　由重庆维普资讯有限公司推出，是以《中文科技期刊数据库》为支撑的中文学术期刊大数据服务平台，累计收录中文学术期刊 15 000 余种，文献总量近 7 000 万篇。《中文科技期刊数据库》以《中国图书馆分类法》（第五版）为标准进行数据标引，形成了 35 个一级学科，457 个二级学科的学科分类体系，能够满足全学科、各领域用户的中文期刊服务需要。目前，中心网站已经实现每日更新。

7. 万方数据知识服务平台（http://www.wanfangdata.com.cn）　由中国科技

信息研究所万方数据股份有限公司于 1992 年推出的数据资源系统，目前收录了理、工、农、医、哲学、人文、社会、经济管理和科教文艺等领域的 6 000 余种、1 300 余万篇期刊论文全文；2000 年以来的 100 余万篇、800 余家学位授予单位的博硕士论文全文；2000 年以来的 90 余万篇、1 万多个一级学会、协会的会议论文全文；240 万余条专利文献信息、28 万余条政策法规全文、16 万家大型企业信息、26 万余条国内外标准文献信息，以及 1985 年以来的 15 000 余种外文期刊文献、300 余万篇外文会议文献。全面覆盖各学科、各行业，汇集期刊、学位论文、会议论文、科技成果、专利技术、中外标准、政策法规、各类科技文献、机构和名人等近百个数据库。

8. 中国科学引文数据库（Chinese Science Citation Database, CSCD; http://sciencechina.cn）　创建于 1989 年，是中国科学文献数据库服务系统（Science China）平台的重要产品，收录了我国数学、物理、化学、天文学、地学、生物学、农林科学、医药卫生、工程技术、环境科学和管理科学等领域出版的中英文科技核心期刊和优秀期刊。CSCD 内容丰富、结构科学、数据准确，目前已积累论文记录 500 余万条，除一般检索功能外，还提供引文索引查询。

（二）专业性文献数据库

鉴于公共卫生决策的学科交叉特性，能够提供卫生决策研究信息的专业性文献数据库既有循证医学文献数据库和循证社会科学文献数据库，也有医学文献数据库和社会科学文献数据库。

1. Cochrane 图书馆（Cochrane Library; http://www.thecochranelibrary.com）由 Cochrane 协作网推出，是循证医学文献数据库的典型代表。该数据库专门收录高质量的系统评价证据，也提供随机对照试验信息的检索，主要内容包括以下几种。①Cochrane 系统评价数据库（Cochrane Database of Systematic Reviews, CDSR）：由系统评价全文和研究计划书两部分构成，主要收集由 Cochrane 系统评价各专业工作组在协作网注册后发表的研究计划书和系统评价全文，可以通过"effective practice & health systems""public health"等主题检索卫生决策证据。②Cochrane 对照试验中心注册资料库（CENTRAL）：由 Cochrane 协作网临床对照试验注册中心进行管理，向 Cochrane 协作网系统评价工作组和其他制作系统评价的研究人员提供随机对照试验或对照临床试验信息，是制作系统评价的必检数据库。③Cochrane 临床答案（Cochrane Clinical Answers, CCAs）：是 Cochrane Library 提供的新资源，基于 Cochrane 系统评价的结果而制作，旨在为临床问题提供有据可查的答案，以便在真实床旁诊疗中做出决策，并将重点放在改善患者预后上。

2. PubMed（http://www.ncbi.nlm.nih.gov/PubMed）　是由美国国立医学图

书馆（U.S. National Library of Medicine, NLM）下属的国家生物技术信息中心
（National Center for Biotechnology Information, NCBI）开发研制的基于 Web 的网
上医学文献检索系统。该系统具有强大的检索和链接功能，是目前世界上查找
医学文献利用率最高的网上免费数据库。它收录了世界上 70 多个国家和地区的
4 600 多种重要生物医学期刊的摘要和部分全文，其中 80%以上的文献有英文文
摘或全文链接，5%左右可以免费查看全文。数据库每日更新。PubMed 收录的文献
包括 MEDLINE、PREMEDLINE 和出版商直接提供的文献数据库。PREMEDLINE
数据库的记录均带有 "PubMed-in Process" 标记，是由正在加工处理中的文献记录
组成的数据库；出版商直接提供的文献记录均带有 "PubMed-as Supplied by
Publisher" 标记，该库中的记录每天都在不停地向 PREMEDLINE 传送，一旦被
PREMEDLINE 收录，则改为"PubMed-in Process"标记，经标引后转入 MEDLINE。

**3. Campbell 协作网数据库 "Research Evidence"（https://www.campbell
collaboration. org/better-evidence.html）** 是一个循证社会科学文献数据库，其
前体为 Campbell Library，主要收录期刊 *Campbell Systematic Reviews* 的产品，包
括社会科学领域系统评价、证据图谱及政策简报，分布在 9 个协作组之下，分别
是司法犯罪（Crime and Justice）、残疾（Disability）、教育（Education）、国际
发展（International Development）、知识转化和实施（Knowledge Translation and
Implementation）、方法（Methods）、社会福利（Social Welfare）、商业和管理
（Business and Management）和气候解决方案（Climate Solutions）工作组。

**4. 卫生系统证据（Health Systems Evidence, HSE; www.healthsystemsevidence.
org）** 是一个持续更新的，提供卫生系统管理、筹资、供给和实施方面的研究证
据数据库，由加拿大麦克马斯特大学的麦克马斯特卫生论坛（McMaster Health
Forum, MHF）和加拿大 Cochrane 中心联合创建。该数据库的文献来源主要包括
Cochrane Library、Cochrane 协作网、知证决策协作网（Evidence Informed Policy
Networks）、麦克马斯特大学补充文献服务（McMaster PLUS）、儿科经济学评
价数据库（Paediatric Economic Database Evaluation）等。HSE 聚焦卫生系统问题，
特别关注中低收入国家，为用户提供一页式概要及包括中文在内的多语言版本，
是目前尤为适合卫生决策研究的证据资源。

**5. 社会系统证据（Social Systems Evidence, SSE; https://www.
socialsystemsevidence.org/）** 是继 HSE 之后，由 MHF 与澳大利亚莫纳什可持续
发展研究所（Monash Sustainable Development Institute）联合创建的循证社会科学
系统证据数据库，用于支持社会系统相关的循证决策。SSE 的文献来源主要有
Campbell 协作网、政策与实践信息协调证据中心（Evidence for Policy and Practice
Information and Co-ordinating Centre, EPPI-Centre）、国际影响评估倡导组织（3ie）、

有效性协作网（What Works Network）等 26 个网站和 3 个索引数据库，汇集的证据类型有政策简报、系统评价再评价、研究计划书、注册题目和经济学评估报告。

6. 中文社会科学引文索引（Chinese Social Sciences Citation Index, CSSCI）
是由南京大学中国社会科学研究评价中心创建的数据库，用来检索中文社会科学领域的论文收录和文献被引用情况，是我国人文社会科学评价领域的标志性工程。CSSCI 从全国 2 700 余种人文社会科学学术性期刊中精选学术性强、编辑规范的期刊作为来源期刊，目前收录包括法学、管理学、经济学、历史学、政治学等在内的 25 大类的 500 多种学术期刊，累积文献记录突破 100 万篇。目前，我国教育部已将 CSSCI 作为全国人文社会科学重点研究基地评审、研究成果评奖、科研项目结项、高级人才培养等方面的重要评审依据。

（三）其他文献信息资源

1. 政府、机构或学术组织的网站　是循证卫生决策研究不可忽视的信息来源。例如，在进行农村地区卫生人力资源干预策略研究时，不仅需要检索数据库资源，还要对相关国家及地区的政府和机构网站、学术组织网站进行检索，WHO 网站尤为值得关注。WHO 出版物（https://www.who.int/publications）是重要的文献资源，目前主要包括丛书、杂志和指南三大系列产品，是卫生决策人员了解相关方针策略、世界各国和地区卫生事业状况及发展趋势的重要窗口，也能为科研人员提供专业的数据参考。

2. 二次研究及原始研究的注册平台　是在研文献信息的重要来源，有利于灰色文献的追踪。常用的系统评价注册平台有 Cochrane 协作网、Campbell 协作网、系统评价的国际化前瞻性注册数据库（International Prospective Register of Systematic Reviews, PROSPERO）。目前 WHO 一级临床试验注册机构有 11 个，包括中国临床试验注册中心（Chinese Clinical Trial Registry, ChiCTR）。除此之外，Cochrane 对照试验中心注册资料库（CENTRAL）也是临床试验注册信息的大数据库。但囿于实施环境与条件的复杂性，针对公共卫生决策问题实施随机对照研究设计较为困难，在这些试验注册平台中能够获得的信息可能不多。

3. 学术搜索引擎　可以提供更为便捷的检索方式及更广泛的信息来源，但不易系统保存和阅读。常用的学术搜索引擎有 Google 学术搜索（Google Scholar）、微软学术搜索（Microsoft Academic Search）、百度学术、Medscape、HON、搜狗学术搜索、必应学术搜索、比菲尔德学术搜索、OALib、360 学术搜索等。

不同数据库在引用资源方面往往会有重叠交叉，用户需要根据决策问题及需求事先确定检索资源。从查全的角度考虑，更应该尽可能地检索多种证据资源。

参 考 文 献

孙鑫, 杨克虎, 2021. 循证医学(第 2 版)[M]. 北京: 人民卫生出版社.

万方数据知识服务平台[EB/OL]. [2021-07-15]. http://www.wanfangdata.com.cn.

杨克虎, 2014. 卫生信息检索与利用(第 2 版)[M]. 北京: 人民卫生出版社.

杨克虎, 田金徽, 2018. 循证医学证据检索与评估[M]. 北京: 人民卫生出版社.

杨克虎, 李秀霞, 拜争刚, 2018. 循证社会科学研究方法: 系统评价与 Meta 分析[M]. 兰州: 兰州
大学出版社.

杨克虎, 2019. 循证医学(第 3 版)[M]. 北京: 人民卫生出版社.

于菲菲, 吴骋, 马修强, 等, 2013. 循证公共卫生决策数据库的发展现状与展望[J]. 中国卫生统
计, 30(3): 448-450.

俞阳, 肖淑君, 王琪, 等, 2016. 加拿大 "卫生系统证据" 简介[J]. 药品评价, 13(18): 20-25.

中文社会科学引文索引[EB/OL]. [2021-07-16]. http://cssci.nju.edu.cn.

中文科技期刊数据库[EB/OL]. [2021-07-15]. http://www.cqvip.com.

中国知网[EB/OL]. [2021-07-16]. https://www.cnki.net.

中国科学引文数据库[EB/OL]. [2021-07-16]. http://sciencechina.cn.

Campbell Collaboration[EB/OL]. [2021-07-14]. https://www.campbellcollaboration.org.

Cochrane Library[EB/OL]. [2021-07-14]. http://www.thecochranelibrary.com.

EBSCOhost[EB/OL]. [2021-07-15]. http://search.ebscohost.com.

Health Systems Evidence[EB/OL]. [2021-07-16]. https://www.healthsystemsevidence.org.

OCLC FirstSearch[EB/OL]. [2021-07-15]. firstsearch.oclc.org.

ProQuest[EB/OL]. [2021-07-15]. https://www.proquest.com.

PROSPERO[EB/OL]. [2021-07-16]. https://www.crd.york.ac.uk/prospero.

PubMed.gov[EB/OL]. [2021-07-16]. https://pubmed.ncbi.nlm.nih.gov.

Social Systems Evidence[EB/OL]. [2021-07-16]. https://www.socialsystemsevidence.org.

Web of Science[EB/OL]. [2021-07-15]. http://isiknowledge.com.

World Health Organization-Publications[EB/OL]. [2021-07-16]. https://www.who.int/ publications.

第三章　卫生决策研究证据的检索

检索是从用户特定的信息需求出发，对特定的信息集合采用一定的方法、技术手段，根据一定的线索与规则从中找出相关信息。随着信息技术的发展，当前文献检索主要是通过计算机对文献信息进行搜集、存贮和索取，称之为计算机检索。本章主要介绍关于卫生决策研究文献检索的一些基础知识和相关专业数据库的使用，其他检索知识可以参考本系列丛书《循证社会科学研究方法：系统评价与 Meta 分析》。

第一节　证据检索的基本步骤

一、检索基础知识

（一）布尔逻辑检索与布尔逻辑运算符

布尔逻辑检索是利用布尔逻辑运算符对若干检索词进行组配，然后由计算机进行相应逻辑运算，以得到检索结果的方法。目前大部分数据库及搜索引擎都支持布尔逻辑检索。布尔逻辑运算符则是在检索中链接检索词，构成逻辑关系（检索式）的重要运算符号。常用的布尔逻辑运算符有三种，分别是逻辑与、逻辑或、逻辑非。

1. 逻辑与　表达符号常用"AND"，构成检索表达式时为 A AND B，意为检索结果中必须同时含有 A 和 B，有助于缩小检索范围，提高查准率。有些数据库认可的"逻辑与"符号为"&""*"或空格等。

2. 逻辑或　表达符号常用"OR"，构成检索表达式时为 A OR B，意为检索结果中可以同时包含 A 和 B，也可以仅包含其中之一，有助于扩大检索范围，提高查全率。有些数据库支持的"逻辑或"符号为"｜""+"等。

3. 逻辑非　表达符号常用"NOT"，表达式 A NOT B 的含义为检索结果中含有 A，但不出现 B，同时排除 A 和 B 的交集，有助于缩小检索范围，提高查准率。有些数据库支持的"逻辑非"符号为"–""!"等。

构成检索式时可以根据检索目的综合使用多个布尔逻辑运算符，但需要注意逻辑运算次序。通常情况下，其运算次序为（　）＞NOT＞AND＞OR，因此检索时需要通过"（　）"改变运算次序，例如（A OR B）AND C 中优先检索的是 A OR B。同时注意运算符号应该在英文半角状态下输入。

（二）截词检索

截词检索可检索词根相同词尾不同的检索词，常用于检索词的单复数、词尾变化但词根相同的词，同一词的拼法变异等。不同数据库使用的截词符可能不同，常见的截词运算符有"＊""％""？""＃""＄"等，其中"＊"和"％"表示任意数量的字符，"？"和"＃"表示任意一个字符，"＄"表示零或一个字符。

（三）限定检索

限定检索是指检索人员指定检索某一或几个字段以使检索结果更为准确，减少误检。限定检索会采用缩写形式的字段标识符（如 TI 表示 Title，AB 表示 Abstract 等）。

（四）精确检索和模糊检索

精确检索是指检出结果与输入的检索词组完全一致的匹配检索技术，在许多数据库中需要用引号来实现，例如"evidence based policy"。

模糊检索允许检出结果与输入的检索词组之间存在一定的差异，例如直接输入 evidence based policy，可检索出"evidence based policy"和"evidence based or informed policy"等，只要包含"evidence""based""policy"三个词，则该文献就能被检索出来，并不要求三个词必须相邻。

（五）检索途径

1. 主题词检索　根据文献的主题内容，通过规范化的名词、词组或术语（主题词）查找文献信息。例如在 PubMed 中通过 MeSH 词进行检索。

2. 关键词检索　通过从文献篇名、正文或文摘中抽出的关键词来查找文献的检索途径。与主题词不同的是，关键词未经过规范化处理，检索时必须同时考虑到与检索词相关的同义词、近义词等，否则，容易造成漏检。

3. 题名检索　利用题名（篇名、标题）等作为检索入口查找文献的途径，是文献检索最常用的途径之一。

4. 著者检索　根据文献上署名的著者、作者、编者的姓名查找文献的检索途径，也是一种检索常用的途径。

5. 摘要检索　根据摘要信息查找文献的途径，也是文献检索最常用的途径之一。

6. 引文检索 利用引文（即论著末尾所附参考文献）这一特征作为检索入口查找文献的途径，如 Web of Science，在系统评价检索中，可通过引文检索实现对纳入研究参考文献的追踪。

7. 相关信息反馈检索 一些数据库或检索系统根据检索结果自动匹配的相关文献（相似文献）信息，有助于提高文献的查全率。

二、检索基本步骤

（一）检索问题的构建

明确检索需求，剖析研究问题、决策问题或课题，将其转化为检索问题。可以参考研究问题构建的 PICOS 原则及 SPIDER 原则（表 3-1），明确检索问题的关键要素及关系，同时明确检索的内容、目的、要求，确定检索的学科范围、文献的类型、回溯的年限等。对于干预性问题，需要更多关注人群（P）、干预措施（I）及证据类型（S）。

表 3-1　PICOS 原则与 SPIDER 原则

PICOS 原则	解释
P（Population）研究人群	具有某种共同特征的人群
I（Intervention）干预	试验措施
C（Comparison）对照	对照措施
O（Outcome）结局	终点指标、特异性指标作为主要指标；次要指标必须有客观的、可测判定的指标，如心理学量表等
S（Study design）研究类型	根据研究设计的证据分类，如随机对照研究、队列研究、病例对照研究等

SPIDER 原则	解释
S（Sample）研究对象	定性研究以观察和访谈为主，以个体为单位，故而样本比群体更加适用
PI（Phenomenon of Interest）研究内容	定性研究注重于探究个人需求、观点、态度、经验等，如满意度问题
D（Design）研究设计	纳入研究的研究设计，实现研究内容的方法，如观察法、焦点组访谈法、个人访谈法等定性研究方法
E（Evaluation）评价内容	无法量化的主观指标
R（Research Type）研究类型	定性研究、定量研究、混合型研究等

（二）证据资源的选择

根据检索问题和可获得的检索资源选择合适的证据资源。如果是为了回答决策问题，应遵循证据资源分类的"6S"模型，考虑自上而下选择资源实施检索。但对于系统评价课题而言，需要尽可能全面地搜集同质问题的研究信息，因此需要更为全面地考虑综合性数据库、专业性数据库、相关网站及搜索引擎等资源。

（三）检索策略的制定

在检索资源确定以后，需要制定检索策略，其中最为重要的是根据检索问题确定检索层次、检索词及布尔逻辑运算关系。检索层次需要依据检索问题的关键要素分析。检索词是与检索问题相关的词，这些词应包括关键词、同义词、近义词和缩写，必要时还需考虑反义词。不同的数据库收录范围不同，检索术语、主题词表及检索功能存在差异，因此在检索过程中要仔细选择检索词。检索词确定后，运用合适的布尔逻辑运算符将其组合起来，即编写既可为计算机识别又能体现检索要求的检索策略表达式，并在检索过程中不断修改和完善检索策略。检索策略的制定原则是敏感性要高，通过提高敏感性，达到提高检出率、降低漏检率的目的。

（四）实施检索

根据检索课题的已知条件和检索要求，以及所选定的信息检索系统所提供的检索功能，确定适宜的检索途径，如关键词途径、主题词途径或题名途径等。之后实施检索，并注意限定检索、精确检索、模糊检索等的应用时机，避免误用。

（五）评估检索结果

对检索结果进行评价主要是看检索的结果是否在预期范围之内。对检索结果的评价步骤有：浏览检出记录的标题和摘要，评价该记录是否符合事先制定好的纳入和排除标准。对潜在的有可能符合纳入标准的记录及不能确定是否需要纳入和排除的记录，应阅读全文，以进一步判断或评估。若检索结果不能满足需要，有必要对原有检索策略及检索表达式进行审查，确定无误后，对检索过的数据库进行再次检索或另行检索其他数据库。若检索策略出现失误则需要及时调整再重新检索。

三、检索结果的管理

获得满意的检索结果后，可以根据需求对检索结果进行分析和转存。目前一些数据库，如 Web of Science、CNKI 等，具有检索结果分析功能，通过此功能可以了解检索问题的学术趋势，如作者、作者国家、作者机构、发行时间、主题、文献类型等的分布情况。此外，为便于检索结果的后期管理，例如系统评价时的文献筛选，需要将检索结果及时从检索系统中转存下来。大部分数据库具备数据转存功能，转存方式较为多样，如 EndNoteWeb、EndNote、RefMan、Procite，以及保存到本地硬盘等。转存结果通过文献管理软件（EndNote、Reference Manager、医学文献王等）管理，需要匹配的格式才能实现查看等功能。

四、检索注意事项

第一，系统、全面、多渠道的文献检索是生产高质量证据的保障。检索必检数据库的同时，应重视与研究课题相关的专业数据库；除全面检索数据库外，还应当进行手工检索、追踪参考文献和通过搜索引擎检索。

第二，应严格制定和详细报告检索策略。合理、详细的检索策略既是保证文献查全率与查准率的基础，也是检索结果得以重现的前提。建议应该清楚报告以下信息。①检索资源：包括检索资源名称和时间范围，如果实施了手工检索，应该详细报告手工检索的信息。②检索词：应该包括关键词以及自由词的同义词。如果使用了检索过滤器，也应该报告。③检索限制：说明限制类型以及原因，如果没有任何限制，也应该明确报告。④检索时间：除了报告检索资源的时间区间外，还应该报告检索的实施时间，如果更新了检索，还需报告更新检索实施时间。⑤检索实施者：检索实施者的姓名和资质。⑥检索结果：报告检索的最终结果和各个数据库的检索结果和其他检索的结果。

第三，咨询信息检索专家，提高检索结果的相关性。针对不同数据库，检索策略略有不同。在制定检索策略时若能得到相关信息检索专家或者图书馆相关工作人员的支持和指导，将有益于提高检索的全面性、准确性及可靠性。

第二节　常用卫生决策证据资源的检索

一、PubMed

PubMed 检索系统（http://www.ncbi.nlm.nih.gov/PubMed）由美国国立卫生研究院（National Institutes of Health, NIH）下属的美国国立医学图书馆（NLM）国家生物技术信息中心（NCBI）开发和维护，每周更新数据，检索功能完善，是遵守布尔逻辑检索规则的典型代表，资源获取方便。其建立旨在为用户提供最新的生物医学信息，目前也包括支持公共卫生决策的信息。

（一）检索原则

PubMed 支持上文所提及的布尔逻辑运算规则（AND、OR、NOT）、截词检索（？、＊）、精确/模糊检索（是否加引号）和多种检索途径。

（二）检索功能

通过 PubMed 检索主界面（图 3-1）可进入主题检索（MeSH Database）、高级检索（Advanced）界面，也可通过一字检索框实现基本检索功能。为了查找更全面的文献信息，通常在检索信息时需要考虑主题检索和自由词检索，并将二者的检索结果进行组合。下面以"public health"为例，介绍主题检索和高级检索的方法。

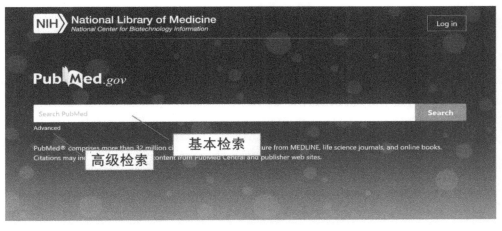

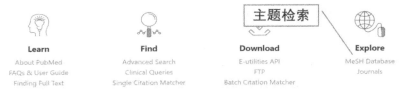

图 3-1 PubMed 的检索主界面

1. 主题检索

点击主界面"MeSH Database"进入主题检索界面（图 3-2），在检索框里输入"public health"后点击"Search"，查找主题词（又称 MeSH 词）。在主题词的检索结果中根据解释选择合适的主题词，若为 1 个词可直接选择并添加到右侧"PubMed Search Builder"中进行检索；如果选择了两个及以上的词，则需将这些词进行勾选并按照"OR"的关系添加到"PubMed Search Builder"中，操作步骤见图 3-3，添加操作：先改变逻辑运算关系（选择"OR"），之后点击右侧的"Add to search builder"，再点击"Search PubMed"，即获得主题检索结果。另外，如果用户对获得的检索词不满意或想获得更多的关于主题词的信息，也可以点击其中的一个主题词，查看它的上位词或下位词后，再进行选择和检索。

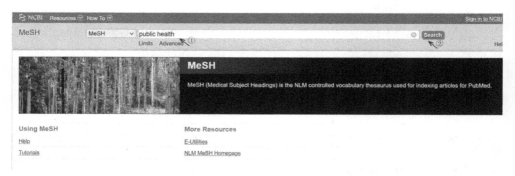

图 3-2　PubMed 数据库 MeSH 词检索界面

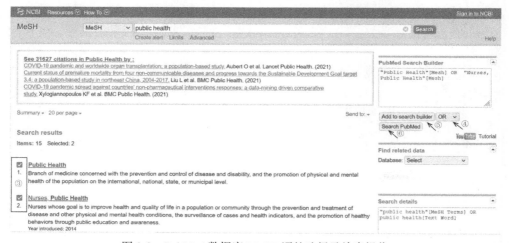

图 3-3　PubMed 数据库 MeSH 词的选择及检索操作

2. 高级检索

用户可以通过高级检索功能实现自由词检索。在 PubMed 主界面点击"Advanced"即进入高级检索界面（图 3-4），在"Add terms to the query box"里逐个输入检索词，并在前方的菜单栏中选择字段进行限定，每输入一个检索词需要通过"Add"选择逻辑关系，这样在"Query box"框里就形成了检索式，检查修改检索式后点击"Search"完成检索。建议根据检索问题要素逐层完成检索后再进行最终组配。例如对于 public health 的检索，假设其同义词或延伸词还有 community health，则需要先输入"public health"，将逻辑关系选为"OR"，再输入"community health"，再点击"Search"。在这个检索操作中，还需要用户限定检索字段（如"Title/Abstract"等），并确定是否需要精确检索（若需要，须给检索词加上双引号）。"Query box"也支持直接输入检索词或检索式。

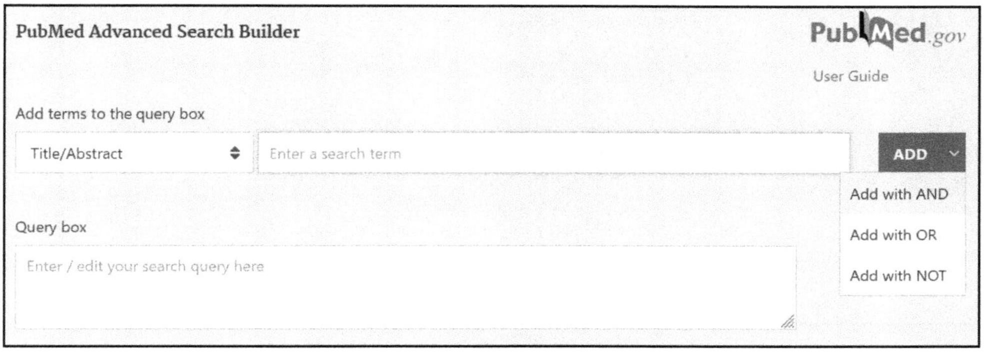

图 3-4　PubMed 数据库的高级检索界面

此外，在高级检索界面还可以查看检索历史"History and Search Details"，如需要对之前的检索结果进行组配或删除等操作，通过选择"Actions"中的选项即可完成（图 3-5）。

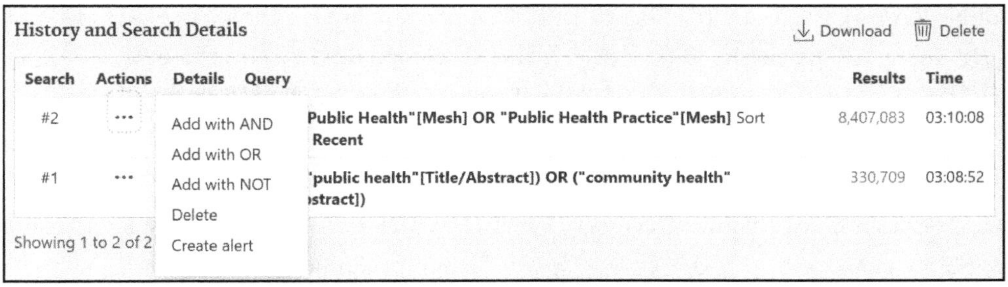

图 3-5　PubMed 数据库的检索历史

（三）检索结果的处理

在 PubMed 检索结果的显示界面（图 3-6），"Save"是保存检索结果；"Email"是将检索结果发到指定邮箱；通过"Send to"可以将检索结果发送到相应的文献管理软件或程序中，其中"Citation manager"选项可以将检索结果存为".nbib"格式，直接放入一些文件管理软件中，如 EndNote 等。需要注意的是，这些功能对每次检索结果的处理是有限的，"Save"和"Send to"是限前 10 000 条记录，"Email"是每个邮箱只限 1 000 条记录。右侧的"Sorted by"为检索结果排序条件，"Display options"为检索结果的显示格式等。

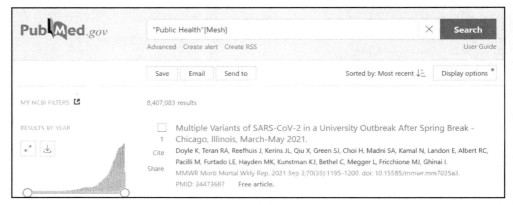

图 3-6　PubMed 检索结果显示界面

二、Cochrane Library

Cochrane Library（http://www.thecochranelibrary.com）由 Cochrane 协作网推出，是提供高质量研究证据的循证医学专业数据库。目前主要包括 CDSR、CENTRAL 和 CCAs 三个子集。除检索功能外，Cochrane Library 还可以根据主题（By Topic）和 Cochrane 系统评价协作组（Cochrane Review Group，CRG）等进行分类浏览。与卫生决策相关的"主题"（Topic）主要有"儿童健康"（Child Health）、"消费者和沟通策略"（Consumer & Communication Strategies）、"发育、社会心理和学习问题"（Developmental, Psychosocial & Learning Problems）、"卫生系统与有效实践"（Effective Practice & Health Systems）、"职业卫生与安全"（Health & Safety at Work）、"卫生职业教育"（Health Professional Education）、"传染病"（Infectious Disease）、"保险医学"（Insurance Medicine）、"精神健康"（Mental Health）、"公共卫生"（Public Health）、"烟草，毒品和酒精"（Tobacco, Drugs & Alcohol）等。

（一）检索原则

Cochrane Library 支持布尔逻辑运算规则（AND、OR、NOT）、位置运算符"NEXT"（针对短语）和"NEAR"（检索词或短语的相邻范围为 5 个单词），以及截词检索（＊）等。

（二）检索功能

在 Cochrane Library 的主界面（图 3-7），可以通过"Browse"按主题浏览或按 CRG 浏览相关领域的证据，也可以通过一字检索框实现自由词检索，或通过

"Advanced search"进入高级检索界面。Cochrane Library 与 PubMed 数据库的检索有些类似，此处仍以 public health 为例进行介绍。

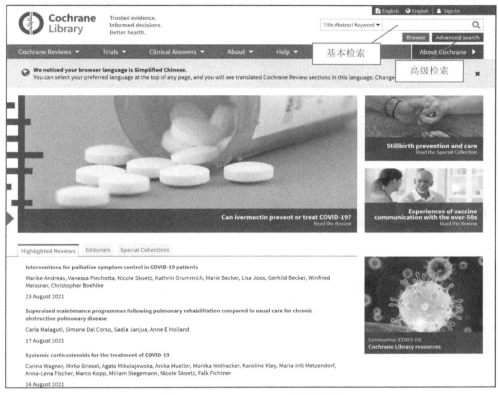

图 3-7　Cochrane Library 的主界面

1. 高级检索

在 Cochrane Library 主界面点击"Advanced search"即进入高级检索界面（图 3-8），首先通过检索框前的下拉菜单限定检索字段，如 All Text、Title Abstract Keyword 等，之后在检索框输入检索词，点击"Run search"执行检索，再点击"Send to search manager"将检索结果列入检索历史中，以便后期组配检索。输入检索词后也可以点击"Send to search manager"直接查看检索历史及结果，并在其中进一步补充或修改检索（通过点击"S"实现）。如果有多个检索词，在高级检索界面可以点击"+"增加检索框，再逐个输入其他检索词，注意修改检索词之间的逻辑关系，如"public health"和"community health"之间的逻辑关系为"OR"，检索词输入完毕后再执行检索。此外，"Search limits"用于限制检索的其他条件。

在高级检索界面中，通过点击"Search manager"可以查看检索历史，并在其中通过"S"进一步编辑检式及通过"MeSH"直接进行主题词的查找及检索；通过点击"Medical terms(MeSH)"可进入主题检索界面；通过"PICO search BETA"可以实现按照不同问题要素进行检索，该功能目前正处在测试阶段。

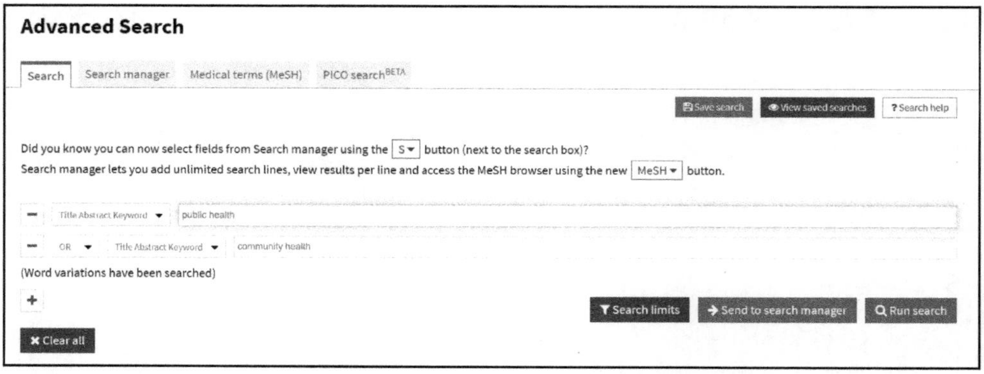

图 3-8　　Cochrane Library 的高级检索界面

2. 主题检索

点击高级检索界面的"Medical terms(MeSH)"进入主题检索界面（图 3-9），在左侧检索框内输入检索词查找主题词，若需要选择副主题词，可在"Select subheadings/qualifiers"中进行选择，本例输入为"public health"，不需要加副主题词，之后点击"Look up"进行查找，查找结果即展示在检索框下方。显示内容主要有对应主题词的定义（Definition）、树状结构（MeSH Trees）、检索结果（Search Results）等，在主题词树中可以进行上或下位词的再次选择，选好主题词后，选择是否需要扩大检索结果。本例只选择所需的 MeSH 词汇进行检索。点击"Add to search manager"可将检索结果添加到检索历史中，以便组配检索；点击"View results"可以查看每一条检索结果；"Save search"用于保存检索结果，但只有在用户登录后才能使用。

（三）检索结果的处理

Cochrane Library 检索结果的显示界面（图 3-10），显示了检索结果的文献构成，如 Cochrane 系统评价全文（Cochrane Reviews）、研究计划书（Cochrane Protocols）、试验信息（Trials）等，在阅读时还可以通过左侧的滤器分类查看检索结果。"Export selected citation(s)"用于将检索结果发送到相应的文献管理软件或程序中，例如其"RIS(EndNote)"选项可以将检索结果存为 EndNote 软件适合的".ris"题录格式。需要注意的是，在使用"Export selected citation(s)"功能前须对检索记录进行选择，可以勾选检索题目，也可以选择"Select all"。

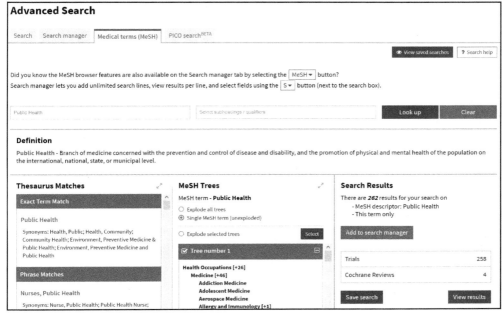

图 3-9　Cochrane Library 的主题检索界面

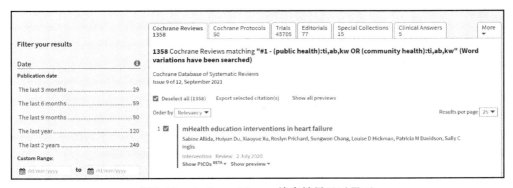

图 3-10　Cochrane Library 检索结果显示界面

三、Campbell Research Evidence

Campbell 协作网的 Research Evidence 的前身即是 Campbell Library，其获取网址为 https://www.campbellcollaboration.org/better-evidence.html。该数据库主要收录 Campbell 协作网发表的有关社会科学问题的系统评价和证据差距图（Evidence and Gap Maps, EGMs），以及与其他组织合作的 EGMs。目前已有文

献记录 210 条。

　　Research Evidence 的主界面（图 3-11）呈现了数据库收录的主要文献类型及主题。用户可以通过主题浏览文献的科普摘要及获取全文，在检索框中输入检索词可进行基本检索，点击 "Advanced search(or view all records)" 进入高级检索界面。

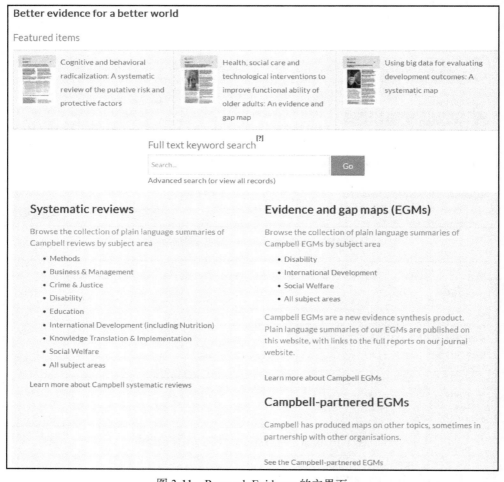

图 3-11　Research Evidence 的主界面

　　在高级检索界面（图 3-12），用户可以通过关键词、题目、作者、发表时间等信息检索文献，同时可以借助选择相关的 Campbell 工作组、文献类型、读取语言等限定检索的范围。例如，在 "Keyword" 检索栏里输入 "public health" 单击回车检索获得文献 57 篇，选择文献类型 "Review" 后为 54 篇。

与 Cochrane Library 相比，Research Evidence 没有主题检索，仅有基本检索和高级检索，且只支持简单的布尔逻辑运算规则（如 AND、OR、截词检索），检索结果并不能直接转存入文献管理器中。

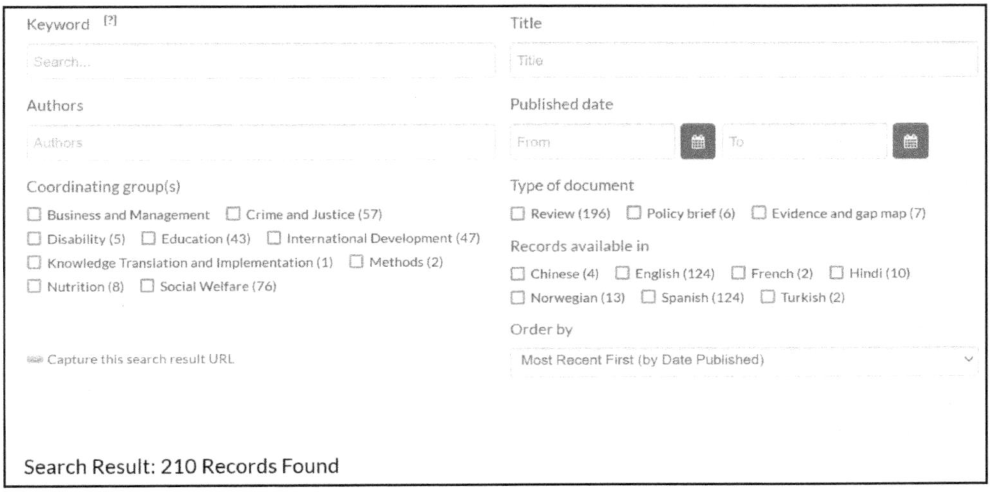

图 3-12　Research Evidence 的高级检索界面

四、HSE 与 SSE

（一）HSE

HSE（www.healthsystemsevidence.org）由加拿大麦克马斯特大学的麦克马斯特卫生论坛（MHF）联合加拿大 Cochrane 中心协作推出，是一个持续更新的，尤其适合卫生决策信息检索的数据库，截至 2021 年 8 月已收录文献记录 14 739 条。在检索功能方面，HSE 支持基本布尔逻辑运算规则（AND、OR、NOT），开放式检索模式更为简便易行。

在 HSE 的基本检索界面（图 3-13），可以通过在检索栏输入编辑好的检索式（如 public health OR community health）单击回车进行检索，也可以点击 "Advanced search" 进入高级检索后再输入检索式进行检索，还可以先点击检索框下面给出的分类后，再在检索栏输入检索式进行检索。检索栏下方的分类涉及问题、领域、内容、国家等条目及其子集。

高级检索界面显示初步检索结果（图 3-14），用户可以进一步利用检索栏下方的分类及其子集、右侧的滤器进一步限定检索结果。如 "public health OR community health" 的初步检索结果为 5 369 条，选择卫生系统计划分类中的 "Governance arrangements" - "Marketing" 后结果为 85 条，继续选择国家类别下的"LMICs"后结果是 23 条。HSE 提供每个检索结果的一页式摘要浏览，在其中可以获得文献链接。

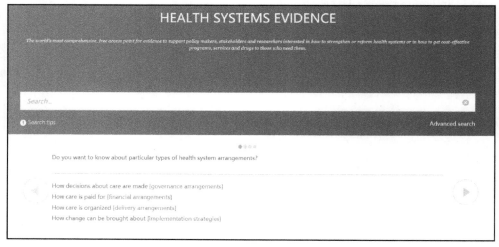

图 3-13　HSE 的主界面

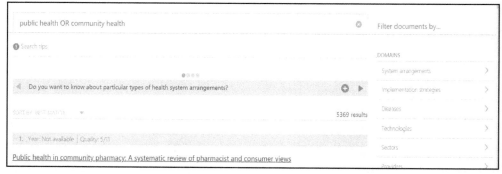

图 3-14　HSE 的高级检索界面

（二）SSE

SSE（https://www.socialsystemsevidence.org/）是在 HSE 成功经验的基础上，由 MHF 与澳大利亚莫纳什可持续发展研究所协作推出的，旨在为社会系统决策提供证据信息的数据库。SSE 于 2018 年正式上线，截至 2021 年 8 月已有文献记录 5 052 条。

SSE 在检索功能方面与 HSE 类似。它的检索分类依据有联合国可持续发展目标、社会系统部门或领域、社会系统筹划、社会问题、国家等。

参 考 文 献

邓可刚, 何庆, 2003. 循证医学证据的检索与利用[M]. 北京: 人民卫生出版社.

李沐阳, 蔡润津, 张福利, 等, 2019. 证据图检索实施情况与证据总结方法调查分析[J]. 中国药物评价, 36(2): 86-89.

李幼平, 2014. 循证医学(第 1 版)[M]. 北京:人民卫生出版社.

孙鑫, 杨克虎, 2021. 循证医学(第 2 版)[M]. 北京: 人民卫生出版社.

徐文慧, 2018. 社会科学领域系统评价系列方法论文之如何检索证据[J]. 社会科学前沿, 7(11): 1797-1801.

杨克虎, 2014. 卫生信息检索与利用(第 2 版)[M]. 北京: 人民卫生出版社.

杨克虎, 田金徽, 2018. 循证医学证据检索与评估[M]. 北京: 人民卫生出版社.

杨克虎, 李秀霞, 拜争刚, 2018. 循证社会科学研究方法:系统评价与 Meta 分析[M]. 兰州: 兰州大学出版社.

杨克虎, 2019. 循证医学(第 3 版)[M]. 北京:人民卫生出版社.

于菲菲, 吴骋, 马修强, 等, 2013. 循证公共卫生决策数据库的发展现状与展望[J]. 中国卫生统计, 30(3): 448-450.

俞阳, 肖淑君, 王琪, 等, 2016. 加拿大"卫生系统证据"简介[J]. 药品评价, 13(18): 20-25.

Campbell Collaboration[EB/OL]. [2021-07-14]. https://www.campbellcollaboration.org.

Cochrane Library[EB/OL]. [2021-07-14]. http://www.thecochranelibrary.com.

Health Systems Evidence[EB/OL]. [2021-07-16]. https://www.healthsystemsevidence.org.

PubMed.gov[EB/OL]. [2021-07-16]. https://pubmed.ncbi.nlm.nih.gov.

Social Systems Evidence[EB/OL]. [2021-07-16]. https://www.socialsystemsevidence.org.

第四章 卫生决策研究证据的质量评价与分级

循证卫生决策的目的在于改变传统意义上较为主观且证据较为不足的卫生决策，促进卫生政策和卫生系统研究知识的传播和应用，提升国家和各个地区卫生系统的绩效，为广大人民群众提供更高效、更充分的卫生服务支持。其决策效果往往受到证据质量、可利用的卫生资源、政策价值取向等因素的影响。本章聚焦研究证据的质量评价与分级，逐一介绍目前常用的、普遍认可的研究证据方法学质量评价工具、报告质量评价工具及证据质量分级工具。

第一节 方法学质量评价工具

研究设计与实施的方法学质量决定了研究结果的真实性与可靠性。研究设计不同，则需采用不同的偏倚风险评估工具。本节根据卫生决策中常见的研究证据类型，主要介绍 4 种常用的方法学质量评价工具，包括系统评价/Meta 分析方法学质量评价工具 AMSTAR-2，用于随机对照试验（Randomized Controlled Trial, RCT）的 Cochrane 偏倚风险评估工具（Cochrane Risk of Bias Tool, CROB）、用于观察性研究的纽卡斯尔-渥太华量表（The Newcastle-Ottawa Scale, NOS），以及适用范围较广的美国医疗保健研究与质量局（Agency for Healthcare Research and Quality, AHRQ）工具。

一、AMSTAR-2

系统评价/Meta 分析方法学质量评价工具（Assessment of Multiple Systematic Reviews, AMSTAR）主要用于衡量和评价系统评价/Meta 分析的方法学质量，共包括 11 个条目。AMSTAR 由荷兰阿姆斯特丹自由大学（Vrije Universiteit, VU）医学研究中心和加拿大渥太华大学的临床流行病学专家们共同制定，相关文章于 2007 年在英国医学委员会期刊《医学研究方法学》上发表。

目前 AMSTAR 已被广泛应用于系统评价/Meta 分析的方法学质量评价，原研发小组专家成员联合非随机干预研究领域专家、医学统计学家和工具评价制定方法学家，于 2017 年对 AMSTAR 工具进行修订和更新，形成了 AMSTAR-2 方法学质量评价工具，共包括 16 个条目，具体内容见表 4-1。AMSTAR-2 工具的质量等级按照"高""中""低""极低"划分为 4 个等级，其具体含义见表 4-2。更多 AMSTAR-2 工具的相关内容和信息，可访问 http://www.amstar.ca/查看和获取。

表 4-1　AMSTAR-2 评价工具清单

序号	条目
1	系统评价的研究问题和纳入标准是否基于 PICO 构建？
2	制作系统评价前是否制定前期研究方案，若有修订，报告修订的细节？ *
3	研究设计的选择依据是否给予解释？
4	是否使用了全面的检索策略？ *
5	研究筛选是否具有可重复性？
6	数据提取是否具有可重复性？
7	是否提供排除研究的清单及排除理由？ *
8	是否描述纳入研究详细的基本信息？
9	纳入研究的偏倚风险评估方法是否合理？ *
10	是否报告系统评价纳入研究的基金资助信息？
11	如果执行 Meta 分析，结果合成的统计学分析方法是否合适？ *
12	如果执行 Meta 分析，是否评价单个研究偏倚风险对 Meta 分析结果的影响？
13	在解释和讨论系统评价的结果时是否考虑了单个研究的偏倚风险？ *
14	是否对存在的异质性进行满意的解释和讨论？
15	如果进行定量合并，是否充分地调查了存在发表偏倚的可能性，并讨论发表偏倚对结果的影响？ *
16	是否报告潜在的利益冲突来源，包括目前系统评价收到的基金资源？

注：　"*"标注的领域为 AMSTAR-2 评价工具的重点领域
资料来源：张方圆，沈傲梅，曾宪涛，等. 系统评价方法学质量评价工具 AMSTAR 2 解读[J]. 中国循证心血管医学杂志, 2018, 10(1): 14-18

表 4-2　系统评价质量等级的含义

质量等级	含义
高	无或仅 1 个非关键条目不符合：针对研究问题，系统评价基于可获取研究的结果提供了准确而全面的总结
中	超过 1 个非关键条目不符合*：基于可获取研究的结果，系统评价可能提供了准确的总结
低	1 个关键条目不符合并且伴或不伴非关键条目不符合：基于可获取研究的结果，系统评价可能不会提供准确而全面的总结
极低	超过 1 个关键条目不符合，伴或不伴非关键条目不符合：基于可获取研究的结果，系统评价不可能提供准确而全面的总结

注：　"*"表示当多个非关键条目不符合时，会降低对系统评价的信心，可从中等降级至低等质量
资料来源：张方圆，沈傲梅，曾宪涛，等. 系统评价方法学质量评价工具 AMSTAR 2 解读[J]. 中国循证心血管医学杂志, 2018, 10(1): 14-18

二、CROB

2008 年 2 月，CROB 工具正式发表，该工具由 Cochrane 协作网推荐用于 RCT

研究的偏倚风险评估。针对 RCT 研究的设计、实施、分析和报告中可能存在的缺陷或不足，CROB 工具设置了包括 7 个条目的评估准则，分别为：随机序列产生（选择偏倚）、隐蔽分组（选择偏倚）、对研究者和受试者施盲（实施偏倚）、研究结局的盲法评价（测量偏倚）、结局数据的完整性（随访偏倚）、选择性报告研究结果（报告偏倚）及可能存在的其他偏倚来源，每个条目根据研究设计和内容的具体情况做出"低偏倚风险""高偏倚风险""不清楚"的判定结果，具体内容见表 4-3。为了使 CROB 工具更好地应用于 RCT 研究的评价过程，2016 年 10 月，Cochrane 协作网方法学小组发布了 CROB 2.0 工具，最新版本为 2019 年修订版，更多关于 CROB 工具的内容可访问 https://www.cochrane.org 获取和查看。

表 4-3　CROB 工具中偏倚风险的评估准则

偏倚类型	条目	偏倚风险评估等级		
		低偏倚风险	高偏倚风险	不清楚
选择偏倚	随机序列产生	研究者在随机序列产生过程中有随机成分的描述，例如：利用随机数字表；利用电脑随机数生成器；抛硬币；密封的卡片或信封；抛色子；抽签；最小化*	研究者在随机序列产生过程中有非随机成分的描述，例如随机数的产生通过：奇偶数或出生日期；入院日期（或周几）；医院或诊所的纪录号。或者直接用非随机分类法对受试者分类，如依据如下因素分组：医生的判断；病人的表现；实验室或一系列的检测；干预的可及性	无充足的信息判定为以上两种等级
	隐蔽分组	因为使用了以下或等同的方法，受试者和研究者无法预测分配结果：中央随机（包括基于电话，网络，药房控制的随机）；有相同外观的随机序列药箱；有随机序列的不透明，密封信封	受试者和研究者有可能预测分配结果，如基于以下的分配：开放的随机分配清单；分配信封无合适的保障（如没有密封，透明，不是随机序列）；交替或循环；出生日期；病历号；任何其他明确的非隐藏程序	无充足的信息判定为以上两种等级
实施偏倚	对研究者和受试者施盲	无盲法或不完全盲法，但综述作者判定结局不太可能受盲法缺失的影响；对受试者、主要的研究人员设盲，且不太可能破盲	盲法或不完全盲法，但结局可能受盲法缺失的影响；对受试者和负责招募的研究者设盲，但有可能破盲，且结局可能受盲法缺失的影响	无充足的信息判定为以上两种等级；未提及
测量偏倚	研究结局的盲法评价	未对结局进行盲法评价，但综述作者判定结局不太可能受盲法缺失的影响；保障了结局的盲法评价，且不太可能被破盲	未对结局进行盲法评价，但综述作者判定结局可能受盲法缺乏的影响；进行结局的盲法评价，但可能已经破盲，且结局的测量可能受盲法缺失的影响	无充足的信息判定为以上两种等级；未提及
随访偏倚	结局数据的完整性	结局无缺失数据；结局指标缺失的原因不太可能与结局的真值相关；缺失的结局指标在组间平衡，且原因类似；对二分类结局指标，结局指标的缺失比例同观察到的事件的风险不足以确定其对干预效应的估计有临床相关的影响；对于连续结局指标，缺失结局的效应大小不足以确定其对观察到的效应大小有临床相关的影响；缺失数据用合适的方法作了填补	结局指标缺失的原因可能与结局的真值相关，且缺失数量或原因在组间不一致；对二分类结局指标，结局指标的缺失比例同观察到的事件的风险足以确定其对干预效应的估计有临床相关的影响；对于连续结局指标，缺失结局的效应大小足以对观察到的效应引入临床相关的偏倚；当有大量干预违背随机分配时，应用"当作治疗"策略来分析；缺失数据用了不合适的填补方法	报告里对随访或排除的信息不足以判定为以上两种等级；未提及

续表

偏倚类型	条目	偏倚风险评估等级		
		低偏倚风险	高偏倚风险	不清楚
报告偏倚	选择性报告研究结果	可获得研究方案，所有关注的预先申明的结局都已报告；研究方案不可得，但发表的报告包含了所有期望的结果，包括那些预先申明的	并非所有预先申明的主要结局都已报告；一个或多个主要结局指标使用了未事先申明的测量指标，方法或子数据集。一个或多个主要结局指标未事先申明；综述研究者关注的一个或多个主要结局指标报告不完全，无法纳入 Meta 分析；研究报告未报告期望的主要结局	无充足的信息判定为以上两种等级
其他偏倚	可能存在的其他偏倚来源	没有明显的其他偏倚	存在着与特定的研究设计相关的潜在偏倚；有作假；其他问题	无足够的信息评价是否存在重要的偏倚风险；无充分的理由或证据表明现有的问题会引入偏倚

注：　"*"实施最小化时可能没有随机元素，但可认为等同于随机

资料来源：谷鸿秋，王杨，李卫. Cochrane 偏倚风险评估工具在随机对照研究 Meta 分析中的应用[J]. 中国循环杂志，2014, 29(2): 147-148

三、NOS 量表

NOS 量表主要用于观察性研究的偏倚风险评估，包括队列研究质量评价量表和病例对照研究质量评价量表，两者均涉及 3 个领域和 8 个条目。队列研究 NOS 量表的 3 个领域为选择（Selection）、可比性（Comparability）和结果（Outcome），见表 4-4。病例对照研究 NOS 量表的 3 个领域为人群选择（Selection）、可比性（Comparability）和暴露（Exposure），见表 4-5。两个量表的具体评价条目存在部分差异，以适应不同类型研究的特点和要求。NOS 量表采用星级系统的半量化原则对研究的质量进行评价，且规定 3 个领域的总星级数为 9 个。

表 4-4　NOS 量表具体条目（队列研究）

队列研究	星级数
选择（Selection）	每个条目最多一个☆
暴露队列的代表性如何	
非暴露组的选择方法	
暴露的确认方法	
是否有证实在研究开始时所关注结果确实还没有出现	
可比性（Comparability）	对应相关标准给出评价但最多两个☆
以设计和分析为基础的队列之间的可比性	

续表

队列研究	星级数
结果（Outcome）	每个条目最多一个☆
研究对于结果的评价是否充分	
结果发生后随访是否足够长	
队列群体随访是否充分	

资料来源：陈泽鑫，刘慧，潘益峰，等.试验性和观察性研究相关医学文献质量评价方法[J].中国循证医学杂志, 2011, 11(11): 1229-1236

表 4-5　　NOS 量表具体条目（病例对照研究）

病例对照研究	星级数
人群选择（Selection）	每个条目最多一个☆
对于所选择的病例描述是否充分	
该病例是否有代表性	
对照组的选择方法	
对照的描述是否充分	
可比性（Comparability）	对应相关标准给出评价但是最多两个☆
以病例组和对照组的设计或分析为基础的可比性	
暴露（Exposure）	每个条目最多一个☆
暴露的确定方法	
是否用相同的方法确定对照和病例组的暴露	
无反应率的相关问题	

资料来源：陈泽鑫，刘慧，潘益峰，等.试验性和观察性研究相关医学文献质量评价方法[J].中国循证医学杂志, 2011, 11(11): 1229-1236

四、AHRQ

美国医疗保健研究与质量局（AHRQ）和其下属的美国循证实践中心（Evidence-based Practice Center, EPC）于 2008 年制定了干预性研究偏倚风险评估工具 AHRQ，主要用于评估干预性原始研究的偏倚风险，包括 RCT 研究、有对照的临床试验、队列研究、病例对照研究（包括巢式病例对照研究）、病例系列研究和横断面研究等。

AHRQ 偏倚风险评价工具可用于选择偏倚、实施偏倚、测量偏倚、随访偏倚和报告偏倚的评估，共包含 15 个条目，不同研究设计所适用的条目不同，每个条目适用于评价一种或几种研究设计类型，具体内容见表 4-6。AHRQ 偏倚风险评价工具推荐将每项研究的偏倚风险根据条目满足程度判断为低（Low）、中（Medium）或高（High）3 个等级，当研究报告中未明确给出相关信息时，则判定为不清楚（Unclear）。

表4-6 AHRQ干预性研究偏倚风险评价工具

偏倚风险	评价标准	RCT	CCT或队列研究	病例对照	病例系列	横断面研究
选择偏倚	是否生成随机分配序列（使用随机数字表、计算机随机生成）？	√				
	是否进行了隐藏分组（药房控制的随机化或带有数字编号的密封信件）？	√				
	进行结果分析时研究对象是否还在最初分配的组中？	√	√			
	在所有比较组中纳入的排除标准是否统一的？		√			
	是否恰当地选择病例和对照（例如，病例的定义和诊断恰当，病例组和对照组均使用合适的排除标准，样本量的大小不受暴露状态的影响）？			√		
实施偏倚	进行研究设计时或数据分析时是否通过匹配、分层、多变量分析或其他的方法控制了重要的混杂因素？	√	√	√	√	√
	研究过程中是否控制了可能造成偏倚的干预措施或其他暴露因素？研究的实施是否按研究方案执行？	√	√	√	√	√
	研究的实施是否按研究方案执行？	√	√	√	√	√
测量偏倚	测量过程中是否恰当处理缺失数据（例如，使用意向性分析，推算缺失数据引起的差异等）？	√	√	√	√	√
随访偏倚	在前瞻性研究中各组的随访时间是否相同？在病例对照研究中，暴露开始到出现结局的时间在病例组和对照组之间是否相同？	√	√	√	√	√
	对结局评估者是否施盲（即评估对象不知道研究对象的干预或暴露状态）？	√	√	√	√	√
	对干预措施／暴露状态是否做出明确的定义？	√	√	√	√	√
	对测量的结局是否做出明确的定义？	√	√	√	√	√
	是否可靠评估混杂变量？	√	√	√	√	√
报告偏倚	是否存在选择性报告结果的偏倚？	√	√	√	√	√

注：CCT=有对照的临床试验研究，√表示此条目适用于评价的研究类型

资料来源：杨继春，杨瑢录，于树青，等．美国卫生保健机构干预性研究偏倚风险评价工具的解读[J]．中华流行病学杂志，2019，40(1)：106-111

第二节　报告质量评价工具

卫生决策研究证据的报告质量对卫生决策同样十分关键，按照报告规范和流程进行制作，才能更好地保证研究证据质量，进而为卫生决策提供可信度更高、更具科学性的证据，同时也方便研究人员、决策人员和管理人员等查阅、学习和使用。本节主要介绍系统评价和 Meta 分析优先报告条目（Preferred Reporting Items for Systematic Reviews and Meta-Analyses, PRISMA），指南研究与评估系统（Appraisal of Guidelines Research & Evaluation, AGREE）和随机对照试验统一报告规范声明（Consolidated Standards of Reporting Trials Statement, CONSORT）。

一、PRISMA 系列

1999 年，Meta 分析质量制定委员会由加拿大渥太华大学 David Moher 牵头成立，并召开了 "The quality of reporting of meta-analysis of randomized controlled trials" 工作会议，对 RCT 的 Meta 分析报告进行方法学质量评价，并在 *The Lancet* 上发表了针对随机对照试验 Meta 分析的统一报告规范——QUOROM 声明（The Quality of Reporting of Meta-analysis of Randomized Controlled Trials）。

随着系统评价关注度的提高和数量的增加，不仅需要关注 Meta 分析，还应关注系统评价的报告规范。2005 年 6 月，由 29 名系统评价专家、方法学家、临床医生、医学编辑及公众组成的工作组在渥太华召开会议，修订和扩展了 QUOROM 声明，最终更名并形成 PRISMA，工作组于 2009 年 7 月发表了 PRISMA 声明（Preferred Reporting Items for Systematic Reviews and Meta-Analyses: The PRISMA Statement）及其说明文件。PRISMA 声明旨在提高系统评价/Meta 分析报告的透明度和质量。在 PRISMA 2009 发表之后，为了提升各类系统评价/Meta 分析的报告质量并提高 PRISMA 工具的适用范围，PRISMA 工作组逐步推出并形成了 PRISMA 系列。PRISMA 系列主要包括 PRISMA-Abstract、PRISMA-Protocol、PRISMA-Equity、PRISMA-IPD、PRISMA-NMA 和 PRISMA-ScR 等，更多有关 PRISMA 系列的内容和信息可访问 http://www.prisma-statement.org/ 获取和查看。

目前，最新版适用于系统评价与 Meta 分析的优先报告条目 PRISMA 2020 已经于 2021 年 3 月发表，该版本在 PRISMA 2009 的基础上，对标题、摘要、前言、方法、结果、讨论和其他信息 7 个领域进行了修订和更新，共含 27 个条目，具体内容见表 4-7。

表 4-7　PRISMA 2020 条目清单

章节主题	条目	条目清单
标题		
标题	1	明确本研究为系统评价
摘要		
摘要	2	见 PRISMA 2020 摘要清单
前言		
理论基础	3	基于现有研究描述该系统评价的理论基础
目的	4	明确陈述该系统评价的研究目的或待解决的问题
方法		
纳排标准	5	详细说明纳入和排除标准，以及在结果综合时纳入研究的分组情况
信息来源	6	详细说明获取文献的所有来源，包括所有数据库、注册平台、网站、机构、参考列表以及其他检索或咨询途径。明确说明每一项来源的检索或查询日期
检索策略	7	呈现所有数据库、注册平台和网站的完整检索策略，包括用到的过滤器和限制条件
研究选择	8	详细说明确定一项研究是否符合纳入标准的方法，包括每项检索记录由几人进行筛选，是否独立筛选。如使用自动化工具，应作详细说明
资料提取	9	详细说明数据提取的方法，包括几人提取数据，是否独立提取，以及从纳入研究的作者获取或确认数据的过程。如使用自动化工具，应作详细说明
资料条目	10a	列出并定义需要收集数据的所有结局指标。详细说明是否收集了每一项纳入研究中与各结局相关的所有信息（例如：所有效应量、随访时间点和分析结果）；若没有，需说明如何决定收集结果的具体方法
	10b	列出并定义提取的其他所有变量（例如，参与者和干预措施的特征，资金来源）。须对任何缺失或不明信息所作假设进行描述
偏倚风险评价	11	详细说明评价纳入研究偏倚风险的方法，包括使用评价工具的细节，评价人数，以及是否独立进行。如使用自动化工具，应作详细说明
效应指标	12	详细说明每个结局在结果综合或呈现中使用的效应指标，如风险比（risk ratio）、平均差（mean difference）
方法综合	13a	描述确定结果合并时纳入研究的过程。例如，列出每个研究的干预特征，并与原计划在各项数据合并时进行研究分组的情况（条目 5）进行比较
	13b	描述准备数据呈现或合并的方法，例如，缺失合并效应量的处理或数据转换
	13c	描述对单个研究和综合结果使用的任何列表或可视化方法
	13d	描述结果综合使用的所有方法并说明其合理性。若进行 Meta 分析，则需描述检验统计异质性及程度的模型或方法，以及所使用程序包
	13e	描述用于探索可能造成研究结果间异质性原因的方法（如亚组分析、meta 回归）
	13f	描述用于评价综合结果稳定性的任何敏感性分析
报告偏倚评价	14	描述评价因结果综合中缺失结果造成偏倚风险的方法（由报告偏倚引起）
可信度评价	15	描述评价某结局证据体的可信度（置信度）的方法

续表

章节主题	条目	条目清单
结果		
研究选择	16a	描述检索和研究筛选过程的结果，从检索记录数到纳入研究数，最好使用流程图呈现
	16b	引用可能符合纳入标准但被排除的研究，并说明排除原因
研究特征	17	引用每个纳入研究并报告其研究特征
研究偏倚风险	18	呈现每个纳入研究的偏倚风险评价结果
单个研究的结果	19	呈现单个研究的所有结果：（a）每组的合并统计值（在适当的情况下），以及（b）效果量及其精确性（例如，置信度/可信区间），最好使用结构化表格或森林图
结果综合	20a	简要总结每项综合结果的特征及其纳入研究的偏倚风险
	20b	呈现所有统计综合的结果。若进行了 Meta 分析，呈现每个合并估计值及其精确性（例如置信度/可信区间）和统计学异质性结果。若存在组间比较，请描述效应量的方向
	20c	呈现研究结果中所有可能导致异质性原因的调查结果
	20d	呈现所有用于评价综合结果稳定性的敏感性分析结果
报告偏倚	21	呈现每项综合因缺失结果（由报告偏倚引起）造成的偏倚风险
证据可信度	22	针对每个结局，呈现证据体的可信度（置信度）评价的结果
讨论		
讨论	23a	在其他证据背景下对结果进行简要解释
	23b	讨论纳入证据的任何局限性
	23c	讨论系统评价过程中的任何局限性
	23d	讨论结果对实践、政策和未来研究的影响
其他信息		
注册与计划书	24a	提供注册信息，包括注册名称和注册号，或声明未注册
	24b	提供计划书获取地址，或声明未准备计划书
	24c	描述或解释对注册或计划书中所提供信息的任何修改
支持	25	描述经济或非经济支持的来源，以及资助者或赞助商在评价中的作用
利益冲突	26	声明作者的任何利益冲突
数据、代码和其他材料的可用性	27	报告以下哪些内容可公开获取及其相应途径：资料提取表模板；从纳入研究中提取的资料；用于所有分析的数据、分析编码和其他材料

资料来源：Page M J, McKenzie J E, Bossuyt P M, et al. The PRISMA 2020 Statement: An updated guideline for reporting systematic reviews[J]. BMJ, 2021, 372

二、AGREE-II

指南研究与评估系统（AGREE）是由来自加拿大、荷兰、英国、美国和法国等 11 个国家的具有丰富指南制订经验的学者共同制定的，于 2003 年正式发布。
该工具在国际上具有较高权威性，可供指南制订者、卫生保健服务提供者、卫生
决策者，以及相关教育工作者进行指南方法学质量和报告质量的评价。为了提高
其科学性和可行性，AGREE 工作组将 AGREE 工具进行了修订，并在 2009 年发
布更新版本 AGREE-Ⅱ。为完善和拓展 AGREE 系列工具的适用范围和领域，
AGREE 工作组于 2018 年和 2019 年分别发布了指南研究与评估系统——最佳推荐
意见的质量评价工具（The Appraisal of Guidelines Research & Evaluation-
Recommendation Excellence，AGREE-REX）和卫生系统指南研究与评估工具
（Appraisal of Guidelines Research & Evaluation-Health Systems，AGREE-HS），更多
有关 AGREE 系列的内容和信息可访问 https://www.agreetrust.org/about-the-agree-
enterprise/agree-history/获取和查看。

　　AGREE-Ⅱ工具涉及范围和目的、参与人员、制订的严谨性、表达的明晰性、
应用性和编辑的独立性 6 个领域，共包括 23 个条目，具体内容见表 4-8。AGREE-
Ⅱ推荐由至少 2 名，最好 4 名评价人员评价指南。AGREE-Ⅱ每个条目的评分为 1～
7 分。1 分：没有与 AGREE-Ⅱ条目相关的信息，或者报告的概念非常差；2～6
分：条目报告不能满足全部标准或条件，则根据不同情况给分；7 分：报告的质
量很高，满足用户手册要求的所有标准和条件。分值的分配取决于报告的完整性
和质量，当越多的标准被满足且理由更充分时，AGREE-Ⅱ最终评分则越高。

表 4-8　AGREE-Ⅱ清单

领域	条目
领域一 范围和目的	1.明确阐述了指南的总目的
	2.明确阐述了指南所涵盖的卫生问题
	3.明确阐述了指南所要应用的人群
领域二 参与人员	4.指南制订组包括所有相关专业的人员
	5.考虑到目标人群（病人、公众等）的观点和选择
	6.指南的使用者已经明确规定
领域三 制订的严谨性	7.用系统的方法检索证据
	8.清楚地描述选择证据的标准
	9.清楚地描述了大量证据的优势和不足
	10.详细描述了形成推荐意见的方法
	11.在形成推荐意见时考虑了对健康的益处、副作用以及风险
	12.推荐意见和支持证据之间有明确的联系
	13.指南在发表前经过专家的外部评审
	14.提供指南更新的步骤

续表

领域	条目
领域四 表达的明晰性	15.推荐意见明确不含糊
	16.明确列出针对某一情况或卫生问题不同的选择
	17.主要的推荐意见清晰易辨
领域五 应用性	18.指南中描述了指南应用时的优势和劣势
	19.指南为如何将推荐意见应用于实践提供了建议和（或）配套工具
	20.指南考虑了应用推荐建议时潜在的资源投入问题
	21.指南提供了监控和（或）审计的标准
领域六 编辑的独立性	22.赞助单位的观点不影响指南的内容
	23.指南记录并强调了制订小组成员的利益冲突
整体评估	整体质量
	是否推荐使用该指南

资料来源：韦当，王聪尧，肖晓娟，等. 指南研究与评价（AGREE Ⅱ）工具实例解读[J]. 中国循证儿科杂志，2013, 8(4): 316-319

三、CONSORT 声明

随机对照试验的统一报告规范声明（CONSORT）发布于 1996 年，目前其最新版本是发布于 2010 年的"CONSORT 2010"，该声明共包括 6 个领域 25 个条目，具体内容见表 4-9。CONSORT 声明旨在为随机对照试验提供系统化和规范化的报告流程，进而提高其报告质量。目前 CONSORT 工作组发布了多个扩展版本，包括个体内临床试验（Within Person Trial, WPT）、先导性试验（Pilot Trial, PT）、可行性试验（Feasibility Trial, FT）、患者报告结局（Patient-Reported Outcomes, PROs）、多臂平行对照随机临床试验（Multi-Arm Parallel-Group Randomized Trial, MAPGRT）、人工智能（Artificial Intelligence, AI）、草药干预措施（Herbal Medicinal Interventions）及社会心理干预措施（Social and Psychological Interventions, SPI）等多学科领域。更多有关 CONSORT 声明的内容可访问 http://www.consort-statement.org/查看和获取。

表 4-9　CONSORT 2010 清单

领域	项目	描述
文题和摘要		
文题	1a	文题提示为随机试验
摘要	1b	用结构式摘要概括试验设计、方法、结果和结论

续表

领域	项目	描述
引言		
背景和目的	2a	科学背景和原理解释
	2b	具体的目的或假设
方法		
试验设计	3a	描述试验设计（如平行试验、析因设计），包括分配的比率
	3b	给出试验开始后试验方法的重大改变（如合格标准的改变）及原因
受试者	4a	参加者的合格标准
	4b	资料收集的场所和地点
干预	5	描述各组干预的准确详情，以便重复试验，如何及何时实施了这些干预
结局	6a	清楚地界定主要和次要结局指标，包括如何以及何时评估这些指标
	6b	试验开始后试验结局指标的任何变化及原因
样本量	7a	明确样本量是如何确定的
	7b	可能的话解释中期分析情况和终止试验的规则
随机化		
顺序产生	8a	描述产生随机分配顺序的方法
	8b	描述随机化的种类，及任何限制（如分区组及各区组样本大小）
分配隐蔽机制	9	描述实施随机分配顺序的方法（如连续编号的容器），在实施干预前隐蔽分配顺序的步骤
实施	10	谁产生的分配顺序，谁登记的参加者，谁将参加者分配到各组中
盲法（掩蔽）	11a	如果做到了，描述分配干预后对谁设盲（如参加者、医务工作者、评估结局的人），以及如何做的
	11b	描述干预措施的相似之处
统计学方法	12a	描述比较各组主要和次要结局的统计学方法
	12b	描述额外分析如亚组分析和调整分析的方法
结果		
受试者流动（极力推荐使用流程图）	13a	描述每组被随机分配、接受预期处理和分析主要结局的人数
	13b	描述各组随机化后退组和剔除的人数及原因
招募受试者	14a	描述招募和随访日期
	14b	描述结束或终止试验的原因
基底资料	15	用表格描述各组的基线人口统计学资料和临床特征

续表

领域	项目	描述
分析的人数	16	描述各组的进入分析的参加者人数（分母），以及分析是否是在原先设计的组之间进行
结局和评估	17a	总结各组的主要和次要结局结果，评估的效应大小及其精度（如 95% CI）
	17b	对于二分类结局指标，建议陈述绝对和相对效应大小
辅助分析	18	报告任何其他的分析如亚组分析和调整分析结果,指出哪些是事先指定的,哪些是探索性的
危害	19	每组的任何重要危害或非预期效应
讨论		
局限性	20	指出试验的局限性、潜在偏倚、不精确和分析的多样性
普遍意义	21	指出试验结果的普遍意义（外部有效性，应用性）
解释	22	解释结果，权衡利害，考虑其他证据
其他信息		
注册登记	23	试验的登记号和名称
试验方案	24	可能的话，告知从何处找到完整的试验方案
资助情况	25	资助或其他支持（如提供药物）的来源，资助者的作用

资料来源: 汪谋岳. 2010 年新版 CONSORT 声明简介[J]. 中国科技期刊研究, 2011, 22(2): 309-310

第三节　GRADE 方法的应用

证据质量和推荐意见评级系统（GRADE）自推出以来，已被广泛应用于临床医学和公共卫生等领域。

一、GRADE 简介

2000 年，包括 WHO 在内的 19 个国家和国际组织的 60 多名循证医学专家、指南制订专家、医务工作者和期刊编辑等，共同创建了 GRADE 工作组，通力协作，循证制定出国际统一的证据质量分级和推荐意见评级系统（GRADE），于 2004 年正式推出。GRADE 不仅可以合理地评估系统评价作为研究证据的质量，而且可以综合考虑证据质量、利弊平衡、利益相关者的意愿与价值观、资源利用、可行性等因素，为卫生政策领域指南推荐意见的形成提供方法学支持，被 WHO、英国国家卫生与临床优化研究所（NICE）和 Cochrane 协作网等 100 多个国际组织和机构认可和广泛使用。

GRADE 将证据质量分为高（A）、中（B）、低（C）、极低（D）四个等级，将推荐强度分为强（1）、弱（2）两个等级，具体描述见表 4-10。GRADE 对证据质量的判断始于研究设计，一般情况下，没有严重缺陷的随机对照试验的证据质量起始为高（即 A 级），没有突出优势的观察性研究的证据质量起始为低（即 C 级）。影响证据质量的因素包含 5 个降级因素和 3 个升级因素，其中，研究的偏倚风险、不一致性、间接性、不精确性和发表偏倚为降级因素；大效应量，存在剂量-效应关系和负偏倚为升级因素，具体内容见表 4-11。

表 4-10　证据质量与推荐强度分级

证据质量分级	具体描述
高（A）	非常有把握：观察值接近真实值
中（B）	对观察值有中等把握：观察值有可能接近真实值，但也有可能差别很大
低（C）	对观察值的把握有限：观察值可能与真实值有很大差别
极低（D）	对观察值几乎没有把握：观察值与真实值可能有极大差别
推荐强度分级	具体描述
强（1）	明确显示干预措施利大于弊或弊大于利
弱（2）	利弊不确定或无论质量高低的证据均显示利弊相当

资料来源: 陈耀龙. GRADE 在系统评价和实践指南中的应用(第 2 版)[M]. 北京: 中国协和医科大学出版社, 2021

表 4-11　影响证据质量的因素

降级因素	解释
偏倚风险	未正确随机分组；未进行分配方案的隐藏；未实施盲法（特别是当结局指标为主观性指标，其评估易受主观影响时）；研究对象失访过多，未进行意向性分析；选择性报告结果（尤其是仅报告观察到的阳性结果）；发现有疗效后研究提前终止
不一致性	如不同研究间存在大相径庭的结果，又没有合理地解释原因，可能意味着其疗效在不同情况下确实存在差异。差异可能源于人群（如药物在重症患者中的疗效可能更显著）、干预措施（如较高药物剂量的效果更显著），或结局指标（如随时间推移疗效减小）的不同。当结果存在不一致性而研究者未能意识到并给出合理解释时，需降低证据质量
间接性	间接性可分两类：一是比较两种干预措施的疗效时，没有单独的研究直接比较二者的随机对照试验，但可能存在每种干预与安慰剂比较的多个随机对照试验，这些试验可用于进行二者之间疗效的间接比较，但提供的证据质量比单独的研究直接比较的随机对照试验要低。二是研究中所报告的人群、干预措施、对照措施、预期结局等与实际应用时存在重要差异
不精确性	当研究纳入的患者和观察事件相对较少而导致可信区间较宽时，需降低其证据质量

续表

降级因素	解释
发表偏倚	如果很多研究（通常是样本量小的、阴性结果的研究）未能公开，未纳入这些研究时，证据质量亦会减弱。极端的情况是当公开的证据仅局限于少数试验，而这些试验全部是企业赞助的，此时发表偏倚存在的可能性很大

升级因素	解释
大效应值	当方法学严谨的观察性研究显示疗效显著或非常显著且结果高度一致时，可提高其证据质量
存在剂量－效应关系	当干预的剂量和产生的效应大小之间有明显关联时，即存在剂量-效应关系时，可提高其证据质量
负偏倚	当影响观察性研究的偏倚不是夸大，而可能是低估效果时，可提高其证据质量

资料来源: 陈耀龙. GRADE 在系统评价和实践指南中的应用(第 2 版)[M]. 北京: 中国协和医科大学出版社, 2021

二、GRADE 在卫生决策研究证据质量分级中的应用

GRADE 最早、最广泛应用于临床医学，是当今临床实践指南制定的核心技术。随着该方法理论体系的不断发展，越来越多的学者考虑、尝试将 GRADE 应用于公共卫生决策。加拿大 GRADE 工作组在 2014 年开始关注 GRADE 用于健康公平性的评价，并在 2017 年提出了五种系列方法；在 2018 年推出卫生体系及公共卫生决策的支持系统——GRADE 证据决策框架（Evidence to Decision Frameworks, EtD），清晰阐述了研究证据转化为推荐意见的关键因素和方法指南。

为了解 GRADE 在公共卫生领域的应用现况，本书编者在 2019 年 10 月分别对 Cochrane Library、WHO 发布的有关公共卫生问题的系统评价和指南进行文献调查，结果发现：在纳入的 84 篇 Cochrane 系统评价中，有 35 篇（42%）采用了 GRADE 系统，且这些研究主要发表在 2015 年之后，2019 年最多（10 篇）；这些系统评价共纳入 415 个结局指标，其中 GRADE 评价的指标占比 84%（347 个），但被评为高质量证据的结局指标仅有 22 个（6%），而被评为低质量和极低质量证据的结局指标分别有 105 个（25%）和 148 个（36%）。在纳入的 161 部 WHO 指南中，有 53 部（33%）使用了 GRADE 决策框架；这些指南使用的结局指标总数为 1 364 个，其中采用 GRADE 评价的结局指标数为 1 150 个（84%）；共形成 638 条推荐意见，其中强推荐意见占比约 70%（446 条），而在这些强推荐意见中，只有约 15%（67 条）基于高质量的证据，而 56%基于低质量（151 条）和极低质量（100 条）的证据。

公共卫生决策基于公共卫生问题，却比公共卫生干预项目更为复杂，需要考虑实施环境等条件。GRADE 如何充分评估公共卫生决策证据的真实质量，还需要更多的尝试和探索。

参 考 文 献

拜争刚, 2019. 循证社会科学[M]. 上海: 华东理工大学出版社.

陈耀龙, 2021. GRADE 在系统评价和实践指南中的应用(第 2 版)[M]. 北京: 中国协和医科大学出版社.

陈耀龙, 杨克虎, 姚亮, 等, 2013. GRADE 系统方法学进展[J]. 中国循证儿科杂志, 8(1): 64.

陈泽鑫, 刘慧, 潘益峰, 等, 2011. 试验性和观察性研究相关医学文献质量评价方法[J]. 中国循证医学杂志, 11(11): 1229-1236.

高亚, 刘明, 杨珂璐, 等, 2021. 系统评价报告规范: PRISMA 2020 与 PRISMA 2009 的对比分析与实例解读[J]. 中国循证医学杂志, 21(5): 606-616.

葛龙, 潘蓓, 潘佳雪, 等, 2017. 解读 AMSTAR-2——基于随机和(或)非随机对照试验系统评价的质量评价工具[J]. 中国药物评价, 34(5): 334-338.

谷鸿秋, 王杨, 李卫, 2014. Cochrane 偏倚风险评估工具在随机对照研究 Meta 分析中的应用[J]. 中国循环杂志, 29(2): 147-148.

胡善联, 2007. 循证卫生决策研究方法介绍[J]. 中国循证医学杂志, (2): 142-146.

李幼平, 2014.循证医学(第 1 版)[M]. 北京: 人民卫生出版社.

汪谋岳, 2011. 2010 年新版 CONSORT 声明简介[J]. 中国科技期刊研究, 22(2): 309-310.

汪受传, 赵霞, 虞舜, 等, 2016. 循证性中医临床诊疗指南的质量评价——AGREE II 工具及其应用[J]. 中华中医药杂志, 31(8): 2963-2967.

韦当, 王聪尧, 肖晓娟, 等, 2013. 指南研究与评价(AGREE II)工具实例解读[J]. 中国循证儿科杂志, 8(4): 316-319.

熊俊, 陈日新, 2011. 系统评价/Meta 分析方法学质量的评价工具 AMSTAR[J]. 中国循证医学杂志, 11(9): 1084-1089.

杨继春, 杨智荣, 于树青, 等, 2019. 美国卫生保健和质量机构干预性研究偏倚风险评价工具的解读[J]. 中华流行病学杂志, 40(1): 106-111.

张方圆, 沈傲梅, 曾宪涛, 等, 2018. 系统评价方法学质量评价工具 AMSTAR 2 解读[J]. 中国循证心血管医学杂志, 10(1): 14-18.

Higgins J P T, Thomas J, Chandler J, et al, 2022. Cochrane Handbook for Systematic Reviews of Interventions version 6.3 (updated February 2022)[EB/OL]. [2022-08-24]. https://training.cochrane.org/handbook/current.

Higgins J P T, Altman D G, Gøtzsche P C, et al, 2011. The Cochrane Collaboration's tool for assessing risk of bias in randomised trials[J]. BMJ, 343.

Moher D, Schulz K F, Altman D, et al, 2001. The CONSORT Statement: Revised recommendations for improving the quality of reports of parallel-group randomized trials[J]. JAMA, 285(15):

1987-1991.

Moher D, Liberati A, Tetzlaff J, et al, 2009. 系统综述和荟萃分析优先报告的条目: PRISMA 声明 [J]. 中西医结合学报, 7(9): 889-896.

Page M J, McKenzie J E, Bossuyt P M, et al, 2021. The PRISMA 2020 Statement: An updated guideline for reporting systematic reviews[J]. BMJ, 372.

Schulz K F, Altman D G, Moher D, et al, 2010. CONSORT 2010 声明: 报告平行对照随机临床试验指南的更新[J]. 中西医结合学报, 8(7): 604-612.

中篇　循证卫生决策研究方法

第五章 系 统 评 价

系统评价在证据分级系统中被列为最高级别的证据，是指南研发和循证决策实践的重要证据来源。随着循证理念的发展，系统评价方法在许多科学领域都产生了革命性的影响，其生产、转化和利用还有巨大的潜能和可能。

第一节 系统评价方法概述

一、系统评价的概念与分类

系统评价（SR）是循证医学的重要手段，它是按照一定的纳入标准，广泛收集关于某一方面问题的所有相关研究，对纳入研究进行严格的偏倚风险和证据质量评估，将各研究结果进行定量合并分析或定性客观评价，以对该问题进行系统总结的一种证据综合的研究方法。它的特点主要体现为：①针对具体要解决的问题；②使用正确的方法进行文献检索，全面系统地收集所有相关研究；③制定严格的纳入排除标准进行研究筛选；④严格评估纳入研究的偏倚风险；⑤认真细致的数据提取；⑥对纳入研究资料进行定量或定性分析，获得纳入研究的合并效应量或定性结果证据；⑦估计所获证据的质量，在此基础上形成偏倚最小、可靠性最大的结论；⑧对每一步骤的详细、透明报告。

根据研究领域、研究问题、纳入原始研究的类型、证据综合方法、结果呈现形式的不同，系统评价可分为定量系统评价（Quantitative Systematic Reviews）和定性系统评价（Qualitative Systematic Reviews）。

定量系统评价采用 Meta 分析方法对同质性研究结果进行合并分析，对原始研究的类型及结果形式要求较高，可以提供严谨、可靠的决策证据。定量系统评价通常被称为 Meta 分析，但不是所有的 Meta 分析都是系统评价，能被称为系统评价的 Meta 分析应该具有上述系统评价的主要特点，并针对同质性研究结果进行合并。

定性系统评价采用 Meta-民族志、批判解释综合法（CIS）、主题综合法等描述性分析方法定性综合相关研究结果，不拘泥于原始研究的类型和结果形式，能够多维度地探究和解析研究问题，如对政策实施的环境因素、资源利用情况的分析等，可以与定量系统评价互为补充，为决策提供更广泛的参考。定性系统评价与定量系统评价的特点比较见表 5-1。

表 5-1　定性系统评价与定量系统评价的特点比较

制作方法	定量系统评价	定性系统评价
确定研究问题	PICOS	PICOS/SPIDER
制定纳入与排除标准	PICOS	PICOS/SPIDER
检索文献	根据选题选择数据库	根据选题选择数据库
筛选文献、提取数据	各项指标可以量化	多用文字描述
评价研究的偏倚风险	CROB、Jadad 评分、ROBINS-I、NOS、AHRQ 横断面研究评价量表等	CASP 清单、JBI 定性研究质量评价工具、ETQS 清单等
分析异质性	I^2 与 P 值	研究者的判断
合成结果	多采用 Meta 分析	Meta-民族志、CIS、主题综合法
解释结果	量化	文字描述

注：CROB：Cochrane 偏倚风险评估工具；Jadad 评分：牛津评分系统；ROBINS-I：非随机干预性研究偏倚评估工具；NOS：纽卡斯尔-渥太华量表；AHRQ：美国医疗保健研究与质量局；CASP：严格评价技能项目；JBI：乔安娜布里格斯研究所；ETQS：定性研究评估工具

二、系统评价的方法学进展

有研究报告指出，系统评价的发表数量逐年递增，特别是近五年的年增长速率达 30%，美国、英国和中国发表的系统评价总量更是超过了全球总量的 40%。与此同时，为更加科学完善地解决研究问题，适应发展需求，方法学家也在对系统评价应用的领域及方法进行着不懈的尝试和探索。系统评价再评价、网状 Meta 分析、剂量-反应 Meta 分析、诊断试验系统评价、单个病例数据 Meta 分析、单组率的 Meta 分析、基础研究的 Meta 分析等方法被提出，并率先在医学研究领域得以应用。下面简要介绍几种更为适合卫生政策干预研究的方法。

（一）系统评价再评价

系统评价再评价（Overviews of Reviews, Overviews）是全面收集同一研究问题相关的系统评价，进行综合研究的一种方法。它遵循系统评价的基本制作步骤和流程，但其纳入研究的类型是系统评价或 Meta 分析，故在文献检索、资料提取、质量评价及数据综合的细节处理方面又有不同。针对同一研究问题（PICO），系统评价再评价应基于两个以上的系统评价或 Meta 分析。随着公共卫生问题系统评价发表数量的增长，系统评价再评价也在该领域得以应用与重视。例如，Herrera 等在 *Cochrane Database of Systematic Reviews* 发表的关于低收入国家卫生系统筹划的系统评价再评价，即通过对 21 篇系统评价结果的综合分析，评价了健康保险涵盖内容决策、利益相关者参与政策和组织决策、向患者和公众披露政府绩效信息等干预措施的影响，并得到中等质量证据的支持。Herrera 等在数据综合部分运用了定性分析的方法。

（二）网状 Meta 分析

网状 Meta 分析（Network Meta-analysis, NMA）是由传统 Meta 分析发展而来，基于间接比较的原理，能够同时将多个不同处理因素或干预措施进行相互比较分析的方法。网状 Meta 分析可同时分析直接比较和间接比较。在直接比较不存在的情况下，间接比较可以为卫生决策提供有价值的信息；当直接比较存在的情况下，合并直接比较和间接比较的结果可以增加结果的精确性。网状 Meta 分析还可将不同处理因素或干预措施的效果进行排序，并提供最佳干预措施的概率。网状 Meta 分析属于定量分析，数据处理更具有挑战性，应选择恰当的统计模型，并对结果的不一致性进行检测。目前，网状 Meta 分析在公共卫生领域已有应用，能够为卫生决策提供更全面的证据参考。例如，Hartmann-Boyce 等关于戒烟行为干预效果的比较、Luangasanatip 等关于医院手卫生干预措施的效果比较等。

（三）单个病例数据 Meta 分析

单个病例数据（Individual Patient Data, IPD）Meta 分析首先针对临床问题而提出，是直接从纳入研究的原始研究者处收集每一个研究对象的原始数据，而非从已发表的研究结果中提取数据。这些资料可重新集中分析，在适当条件下可进行 Meta 分析。单个病例数据 Meta 分析通常需要专职人员、大量时间去开展，比基于已发表或集合数据的传统系统评价需要更多的时间和成本。但单个病例数据 Meta 分析在数据质量和分析类型方面具有独特优势。目前，单个病例数据 Meta 分析仍处于起步阶段，对于复杂的卫生干预问题可能具有更大的应用空间。这种 Meta 分析方法已用于一些药物使用的患者自我检测、慢性病患者自我管理干预特点等方面的研究。

（四）剂量-反应关系 Meta 分析

剂量-反应关系 Meta 分析（Dose-response Meta-analysis, DRMA）也是一类新型的 Meta 分析方法，可同时处理 3 个及以上组别的数据，并直接估计暴露因素与疾病的剂量反应关系。剂量-反应关系 Meta 分析模型可用于 RCT、病例-对照研究和队列研究，但任何一种模型都需大样本的支持，以保证足够的统计效能。剂量–反应关系 Meta 分析从本质来说是一种回归分析，剂量取值范围要求在原始研究剂量的最大值和最小值之间，不能外推至拟合剂量范围之外的数值。剂量–反应关系并不仅仅针对药物及临床问题，在一些公共卫生问题的干预中也存在着这种关系，如对于戒烟的多组分干预、一些财政激励政策等。

第二节　系统评价的制作方法

一、系统评价的制作步骤

许多研究对系统评价的制作步骤进行了报告。根据 *Cochrane Handbook for Systematic Reviews of Interventions*（已于 2021 年 2 月更新至 6.2 版本，www.training.cochrane.org/handbook），干预性系统评价的基本制作步骤（图 5-1）主要包括：①提出要评价的研究问题；②制定研究的纳入及排除标准；③制定检索策略并检索文献；④筛选文献；⑤评估纳入研究的偏倚风险；⑥提取资料；⑦分析数据及表达结果；⑧解释结果并得出结论；⑨撰写研究报告；⑩完善和更新。

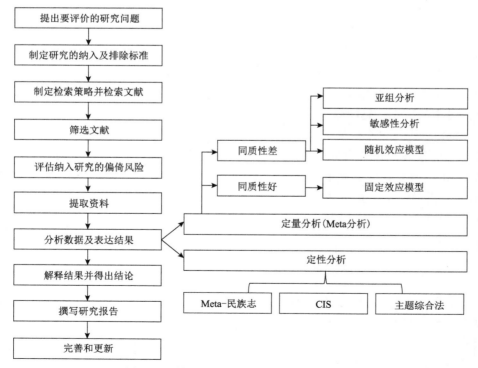

图 5-1　系统评价/Meta 分析的基本制作步骤

除此之外，一个完成的系统评价制作流程还应该包括题目注册、研究计划书（Protocol）的发表或备案，以及系统评价开始前的准备，如研究团队及利益冲突专家委员会的成立等。一些国际较高水平的研究期刊就严格要求系统评价在发表前应该提供研究注册和研究方案信息，可以进行系统评价注册的有 Cochrane 协作网、Campbell 协作网、PROSPERO 国际系统评价注册平台等。

二、定性系统评价的制作方法

定性系统评价能从不同角度观察、分析问题，如能定性探究某种干预措施的执行与持久程度的影响因素等问题，为决策者基于实际情况的决策提供可靠依据。针对某种干预措施，能提供参与者对其接受程度和依从性证据，为定量研究提供前期理论基础，弥补单纯定量研究的不足。

（一）问题构建

问题构建其实是一个将决策问题转化为研究问题的过程。循证医学常常利用"PICOS"要素来构建研究问题，其中 P 代表研究对象（patient/population），I 代表干预措施（intervention），C 代表对照措施（comparison），O 代表研究所关注的结局（outcome），S 代表研究所要采用的研究设计（study design），以此帮助研究人员理清研究思路。但因定性系统评价可能需要综合定性研究的信息，而定性研究在研究设计上又异于定量研究，套用 PICOS 原则就有所牵强。为此，Cooke 等针对定性研究的特点推出 SPIDER 模型（表 5-2），以帮助构建定性系统评价的研究问题。根据所要分析的决策问题及纳入研究的类型，当 PICOS 原则不适用时，定性系统评价可以选择 SPIDER 模型。

表 5-2　SPIDER 模型

SPIDER	特点
S(Sample)研究对象	定性系统评价以观察和访谈为主，以个体为单位，故样本比群体更加适用
PI(Phenomenon of Interest)研究内容	定性研究注重研究对象的需求、观点、态度与经验等
D (Design)研究设计	观察法、焦点组访谈法、个人访谈法等定性研究方法
E (Evaluation)评价内容	定性研究评价内容是无法量化的主观指标
R (Research Type)研究类型	定性研究、定量研究、混合型研究均可纳入

资料来源：杨克虎，李秀霞，拜争刚. 循证社会科学研究方法：系统评价与 Meta 分析[M]. 兰州：兰州大学出版社，2018

（二）纳入与排除标准制定

根据研究问题制定原始研究的纳入与排除标准，其构成要素同样需要考虑 PICOS 或 SPIDER，但内容需要更加详细和确定。如关于老年人健康体检政策的问题，应明确老年人的年龄界限，政策实施可能结局及影响因素的框架等。需要特别注意的是，制定排除标准是为了进一步剔除纳入标准不能排除的混杂因素。

（三）文献检索

在系统评价制作团队中应包括检索专家，并且在正式检索前应实施预检索。根据 AMSTAR 系列工具，系统评价制作应制定系统全面的检索策略，需要检索三个以上数据库资源并辅以手工检索和灰色文献的检索。对于公共卫生决策研究，我国研究人员可考虑检索 Cochrane Library、PubMed、Web of Science、Campbell 协作网、HSE、SSE、中国知网（CNKI）、中国生物医学文献数据库（CBM）、万方（WanFang Data）、维普（VIP）、CSCD、CSSCI 等电子数据库。检索完成后需要把获得的相关文献转载到文献管理软件中，以便于文献筛选。

（四）文献筛选

根据预先制定的纳入及排除标准，至少需要 2 名制作组成员对检索获得的文献进行独立筛选，并交叉核对。文献筛选首先通过阅读题目和摘要进行初步筛选，之后对初步筛选保留的结果进行全文阅读筛选，最终确定符合纳排标准的研究。在进行筛选时，应对筛选人员进行培训及预筛选；应对排除文献的步骤、原因、数量等做相应记录及管理，以便后续核查。

（五）偏倚风险评估

根据纳入研究的研究设计选用恰当、科学性强、认可度高的偏倚风险评估工具（表 5-3）。对研究进行偏倚风险评估时，同样应由至少 2 名制作组成员独立完成并交叉核对；应对评估依据做好记录，以便后续核对；可以用图或表格的形式呈现评估结果，并做适当的文字描述。目前，可用于定性研究偏倚风险评估的工具较多，包括严格评价技能项目（Critical Appraisal Skills Program, CASP）清单、乔安娜布里格斯研究所（Joanna Briggs Institute, JBI）评价工具、定性研究评估工具（Evaluation Tool for Qualitative Studies, ETQS）清单等，研究者可根据研究特点与评估目的选用合适的工具。

表 5-3 系统评价中常见的偏倚风险评估工具

纳入研究类型	偏倚评估工具
随机对照试验（Randomized Controlled Trials, RCTs）	Cochrane 偏倚风险评估工具（Cochrane Risk of Bias Tool, CROB）
非随机干预对照试验（Non-Randomized Controlled Trials, non-RCTs）	非随机干预性研究偏倚评估工具（Risk Of Bias In Non-randomized Studies of Interventions, ROBINS-I）
队列研究、病例对照研究	纽卡斯尔–渥太华量表（The Newcastle-Ottawa Scale, NOS）
横断面研究	AHRQ 量表
定性研究	CASP 清单、JBI 定性研究质量评价工具、ETQS 清单等

（六）资料提取和数据收集

在一些定性系统评价中，资料提取及数据收集部分常被称为"Data Coding"，实质是在原始资料采集的过程中需进行合理的编码或转化，以利于对信息的定性综合分析。在进行资料提取和资料收集时，应根据研究目的、研究内容等利用 Excel 软件或其他程序预先设计好资料提取表格，并对纳入研究进行资料的预提取，在这个过程中不断进行资料提取表的完善，同时增强资料提取的一致性。整个过程同样应由至少 2 名制作组成员独立完成并交叉核对。资料提取表的信息一般需包括：①研究的发表信息，如作者、发表时间、国家、地区等；②PICOS 或 SPIDER 要素信息，如关于人群或干预对象、相关措施及内容、结局或评价内容及其影响因素、研究设计等的特征信息；③偏倚风险评估的要素信息，一般根据相关的评估工具设置提取内容；④与解读结果有关的其他信息，如关于政策实施背景的信息等。劳埃德·琼斯提出基于框架方法进行定性资料的提取，详细可见《循证社会科学研究方法：系统评价与 Meta 分析》一书。

（七）证据合成

在定性系统评价中，常用的证据合成方法有 Meta-民族志（ME）、批判解释综合法（CIS）和主题综合法（TS），三者在适用范围、文献检索、纳入研究质量评价、综合方法和结果方面各有侧重和不同，见表 5-4。研究人员可以根据研究目的选择合适的证据综合方法。

表 5-4 不同资料综合方法特点对比

不同点	Meta-民族志	批判解释综合法	主题综合法
适用范围	适用研究范围广，可综合互相支持或互相对立的研究	适用研究对象广泛的定性研究，及研究内容多样，研究方法各异的情况	适合由果及因的推断，及各研究结果间相互独立的情况

续表

不同点	Meta-民族志	批判解释综合法	主题综合法
文献检索	无特殊要求	理论抽样,纳入对理论的形成和发展有意义的研究	全面、系统
纳入研究质量评价	评估各研究间的相关性	确定各研究结果对理论发展的影响程度	研究目的、背景、理论基础和结果的可靠性及有效性,方法学的适当性等
综合方法	相似转化分析;对立性分析;线性论证分析	研究问题的并行迭代;信息提取及文献总结;编译结果的定义和应用;发表评论并总结主题	"三级诠释"
结果	形成高层次的学说或概念	建立新的理论构想,综合结构	基于原始研究产生分析性主题,提出新的阐释

资料来源: 杨克虎, 李秀霞, 拜争刚. 循证社会科学研究方法: 系统评价与 Meta 分析[M]. 兰州: 兰州大学出版社, 2018

(八)结果表达与解释

系统评价的结果部分一般要说明文献检索与筛选、纳入研究的基本特征、偏倚风险评估、证据合成、发表偏倚及证据质量分级等步骤的结果。不同于定量系统评价以统计图表描述合成结果,定性系统评价对合成结果部分通常以文字描述联合表格的形式进行表达。在解释方面,需要合理联系研究特征、研究质量及合成方法对结果进行分析和解读,Meta-民族志一般会形成高层次的学说或概念;CIS 倾向于建立新的理论构想和综合结构;主题综合法的结果是基于原始研究产生分析性主题,提出新的阐释。

对于定性系统评价合成结果的证据质量分级或可信度可用定性系统评价证据分级工具(Confidence in the Evidence from Reviews of Qualitative research, CERqual)进行评估。该工具主要包括方法学局限性、相关性、一致性和数据充分性四个方面,最终将证据可信度分为高、中、低、极低四个等级。

(九)研究报告的撰写

定性系统评价的报告应遵守 PRISMA 报告规范或定性研究系统评价报告指南(Enhancing Transparency in Reporting the Synthesis of Qualitative Research, ENTREQ)。PRISMA 报告规范已在第四章进行详细介绍。ENTREQ 指南包含 21 个条目,分为背景、方法和方法论、文献检索和选择、评价和结果合成五个主要领域,可从卫生研究质量与透明性促进协作网(Enhancing the QUAlity and Transparency Of health Research, EQUATOR)获取(https://www.equator-network.org/reporting-guidelines/entreq/）。

（十）更新

当有新研究出现，特别是其研究结果可能改变合并结果时，应该对系统评价进行更新。在进行更新时，制作人员需要重新核实检索策略是否仍然能够有效地检出相关文献，核对原来的资料提取表是否适合新研究的变量，考虑是否采用新的分析策略及方法。目前，系统评价的更新时机并无统一规定，根据 Cochrane 系统评价的更新要求，作者需要至少两年更新一次。

三、定量系统评价的制作方法

定量系统评价的类型较多，根据分析方法的不同，可分为 Meta 分析、网状 Meta 分析、单组率的 Meta 分析、累积 Meta 分析等。制作定量系统评价需要满足的条件是：①两个以上的研究；②纳入研究必须有足够相似性。在制作方法方面，定量系统评价与定性系统评价的不同主要体现在证据合成及结果解释环节，而在问题构建、纳入与排除标准制定、文献检索、文献筛选、偏倚风险评估、资料提取和数据收集、研究报告撰写、更新等步骤上基本可以参考上文所述及的定性系统评价的相关原则和方法。但定量系统评价要遵循 PICOS 原则，研究报告更应符合 PRISMA 规范。下文以 Meta 分析为例介绍证据合成、结果分析与解释方法。

（一）Meta 分析数据分析方法

目前有多款软件可以实现 Meta 分析的数据分析，常用的有 RevMan、Stata、CMA、R 软件等。在统计分析过程中，需要根据原始资料和数据特点选择合适的统计效应量（Effect Size, ES）、效应模型，分析异质性并进行亚组分析或敏感性分析，检测发表偏倚等。

1. 常用效应量及选择 效应量（ES）是指有意义或实际价值的数值或观察指标改变量，是单个研究结果的综合指标。在 Meta 分析中，常见的效应量有率差（Ratio Difference, RD）、加权均数差（Weighted Mean Difference, WMD）、标准化均数差（Standardized Mean Difference, SMD）、相对危险度（Relative Risk, RR）、比值比（Odds Ratio, OR）等，需要根据研究的性质和资料的类型确定（表5-5）。一般情况下，二分类变量选用 RR、OR 或 RD；连续性变量选用 WMD 或 SMD，除非有充分理由选择其他指标。当缺乏这些效应量时，可酌情考虑用假设检验的 P 值或检验统计量作为效应量。

表 5-5　Meta 分析合并效应量的选择

流行病学研究设计与资料类型	OR	RR	RD	WMD	SMD
随机对照试验/ Randomized controlled trial	+	++	+	++	++
队列研究/ Cohort study	+	++	+	++	++
病例对照研究/ Case-control study	++	-	-	+	+
横断面研究/ Cross-sectional study	+	-	-	+	+
二分类变量/ Dichotomous variable	+	+	+	-	-
连续性变量/ Continuous variable	-	-	-	+	+

注：++最适合；+适合；-不恰当

资料来源: 文进，李幼平. Meta 分析中效应尺度指标的选择[J]. 中国循证医学杂志, 2007, 7(8): 606-613

2. 异质性分析　异质性有两层含义：一是指研究内变异，即样本内的各观察单位可能存在的差异；二是指研究间变异，即由于研究对象来自不同的总体，以及偏倚的控制等方面而存在的差异。据此，异质性分为外部异质性、方法学异质性和统计学异质性。在进行 Meta 分析时必须做异质性检验，这关系到分析模型的选择。一般应用 Q 统计量及 I^2 值检测是否存在统计学异质性及其程度大小。当异质性检验 $p \leqslant 0.05$ 时，异质性存在，且 $I^2 \leqslant 25\%$ 时异质性较小，$25\% < I^2 < 50\%$ 时为中度异质性，$I^2 \geqslant 50\%$ 时可能存在高度异质性。若研究结果间存在异质性，可进行敏感性分析、亚组分析等处理方法（图 5-2）。

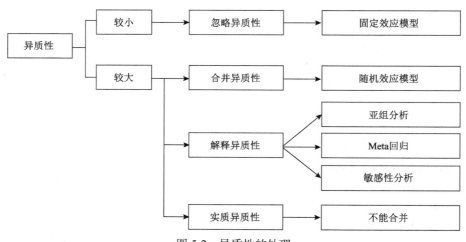

图 5-2　异质性的处理

3. 亚组分析　亚组分析用于探讨各种影响因素对综合结果的影响或根据异质性来源对结果进行分层处理。必须注意：①亚组分析每次只能对一个变量进行分析，并且每个亚组都要进行效应量的合并。若要对两个以上的变量进行分析，则要采用 Meta 回归；②亚组分析应该在社会同质性的基础上，亚组的数量越少越好。

4. Meta 回归　　Meta 回归是从多个可能导致异质性的因素中筛选出影响因素的可靠方法，是一种探究异质性来源的重要方法，常与亚组分析联合使用。

5. 敏感性分析　　敏感性分析是通过改变某些可能影响合成结果的重要因素来观察这些因素对合并结果影响的方法，以判断结果的稳定性。若采用不同方法分析后，例如剔除某个研究结果，合并结果未发生大的变化，说明敏感性低，结果较为稳定可信；若分析后得到差别较大甚至相反结论，说明敏感性高，结果稳定性低，在解释结果和下结论时需非常慎重。

6. 发表偏倚分析　　发表偏倚是 Meta 分析最常见的系统误差。因此，在进行Meta 分析时需要对发表偏倚进行检验，以利于解释合并结果，常用的方法有漏斗图法、Begg 和 Egger 法、剪补法和失安全系数法。

（二）结果分析与解释

常用森林图表示 Meta 分析的结果，在报告结果时应该进行正确的解读。图5-3 以一篇 Cochrane 系统评价（Ma B, Wang Y N, Chen K Y, Zhang Y, Pan H, Yang K. Transperitoneal Versus Retroperitoneal Approach for Elective Open Abdominal Aortic Aneurysm Repair. Cochrane Database of Systematic Reviews, 2016, Issue 2.）中"Hospital stay"指标的森林图为例，详细解释了其组成及含义。

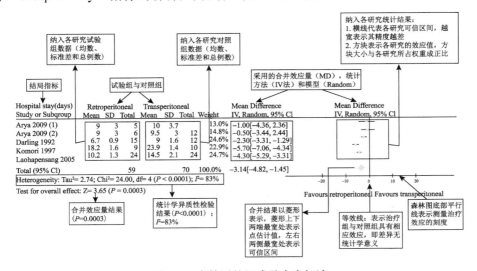

图 5-3　森林图的组成及内容解读

资料来源: 杨克虎, 李秀霞, 拜争刚. 循证社会科学研究方法: 系统评价与 Meta 分析[M].
兰州: 兰州大学出版社, 2018

参 考 文 献

拜争刚，刘少堃，黄崇斐，等, 2015. 定性系统评价证据分级工具——CERQual 简介[J]. 中国循证医学杂志, 15(12): 1465-1470.

黄崇斐，拜争刚，吴淑婷，等, 2015. 定性系统评价的撰写方法介绍[J]. 中国循证医学杂志, 15(9): 1106-1111.

李幼平, 2014. 循证医学(第 1 版)[M]. 北京: 人民卫生出版社.

孙皓，时景璞, 2014. 循证医学中 PICO 模型的扩展及其在定性研究中的应用[J]. 中国循证医学杂志, 14(5):505-508.

孙鑫，杨克虎, 2021. 循证医学(第 2 版)[M]. 北京: 人民卫生出版社.

田金徽，李伦, 2017. 网状 Meta 分析方法与实践[M]. 北京: 中国医药科技出版社.

田金徽，陈耀龙，杨克虎，等, 2016. SR/MA 研究进展与挑战[J]. 兰州大学学报(医学版), 42 (1): 42-47.

王家良, 2010. 循证医学[M]. 北京:人民卫生出版社.

杨克虎，李秀霞，拜争刚, 2018. 循证社会科学研究方法：系统评价与 Meta 分析[M]. 兰州:兰州大学出版社.

张宏伟, 2008. 定性研究的基本属性和常用研究方法[J]. 中国中西医结合杂志, (2): 167-169.

钟珍梅，刘少堃，赵舒煊，等, 2015. 提高定性研究合成报告透明度(ENTREQ)的指南解读[J]. 循证医学, 15 (5): 309-313.

Egger M, Smith G D, Phillips A N, 1997. Meta-analysis: Principles and procedures[J]. BMJ, 315(7121):1533-1537.

Higgins J P T, Thomas J, Chandler J, et al, 2022. Cochrane Handbook for Systematic Reviews of Interventions version 6.3 (updated February 2022)[EB/OL]. [2022-08-24]. https://training. cochrane.org/handbook/current.

Jessica G, Julia K, Shinichi N, et al, 2018. Meta-analysis and the Science of Research Synthesis[J]. Nature, 555: 175-182.

第六章　循证实践指南

世界卫生组织（WHO）的核心功能之一就是开发全球临床实践、公共卫生和卫生政策指南，确保证据被恰当应用。本章将系统阐述卫生政策指南的概念、现状和制订步骤等内容。

第一节　指　南　简　介

一、指南的定义

WHO 作为全球指南制订的重要机构，将指南定义为"任何包括了医学干预推荐意见的文件，这些干预涉及临床、公共卫生和卫生政策，推荐意见告诉卫生政策制定者、卫生保健提供者或患者应该做什么，它指导使用者如何在影响卫生保健和资源利用的不同干预之间做选择"。

根据内容和服务对象的不同，指南可分为临床实践指南、公共卫生指南和卫生系统指南，其中临床实践指南发展最为成熟。1990 年美国医学研究所（Institute Of Medicine, IOM）首次给出了临床实践指南的定义，即"根据特定的临床情况，系统制订出的帮助临床医师和患者做出恰当处理的推荐意见"。随着指南方法学研究的发展与深入，IOM 于 2011 年更新了指南的定义，即"针对临床问题，基于系统评价的证据，在比较不同干预措施利弊的基础上，形成的旨在为患者提供最佳医疗服务的推荐意见"。IOM 指出指南应符合以下条件：①指南应基于现有证据的系统评价；②指南制订小组应由多学科权威专家及主要利益相关人群代表参与；③指南应考虑患者的主要亚群及患者偏好；④指南制作过程应透明清晰，将偏倚和利益冲突最小化；⑤应提供干预措施与结局指标之间关联的解释，证据质量和推荐强度需分级；⑥指南应根据证据的情况及时更新。

二、指南的发展

（一）指南的发展阶段

指南制订的核心方法主要经历了三个阶段：第一个阶段是从 1990 年到 1999

年,大部分指南主要依靠专家讨论和共识来完成。第二个阶段是从 2000 年到 2010 年,循证方法开始在指南制订中发挥作用,越来越多的指南制订机构开始有目的、有意识地使用证据来支持指南中的推荐意见。但证据的使用还不够系统和全面,证据评价标准的不一致使最终形成的推荐意见存在较大分歧。第三个阶段则是从 2011 年至今,随着指南新定义的推出及循证指南方法学体系的日趋成熟,指南制订机构开始采用系统评价总结证据,并形成以 GRADE 为基础,对证据质量和推荐强度进行规范化分级的指南制订 2.0 体系。

（二）指南相关国际组织的发展

指南相关国际组织对指南的制订、传播和实施起重要的推动作用,其中比较有代表性的国际组织包括如下几个。

1. WHO　是联合国下属的专门机构,每年面向其成员国制订和发布临床实践和公共卫生政策领域的指南。为了严格控制指南的质量,WHO 设立了指南评审委员会（Guidelines Review Committee, GRC）,所有包含推荐意见的 WHO 出版物必须由 GRC 依据相关政策和程序予以批准。

2. 英国国家卫生与临床优化研究所(National Institute for Health and Clinical Excellence, NICE)　创立于 1999 年,以促进英国卫生保健个性化和综合性医疗水平提升为宗旨。NICE 的所有指南均由独立的指南制订小组监管,其成员包括卫生保健专业人员、患者和照护者代表,通过定期会面审查证据以制订指南推荐意见。

3. 苏格兰校际指南网络(Scottish Intercollegiate Guidelines Network, SIGN)　创立于 1993 年,制订用于苏格兰境内国民卫生保健服务的循证临床指南。其宗旨是支持国家循证临床指南的发展,帮助卫生保健、社会护理专业人员和患者了解医学证据,利用指南做出有关医疗保健的决策,减少实践中的不确定性。

4. 国际指南协作网(Guidelines International Network, GIN)　成立于 2002 年,是目前全球唯一一个针对指南的国际行业组织。GIN 目前在全球设有 GIN Asia, GIN North America 和 GIN Africa 等 7 个分会,同时设立了包括实施工作组、过度诊断工作组和更新工作组在内的 13 个工作组。

（三）指南发展的挑战

随着指南数量的逐年上涨、突发公共卫生事件的频繁发生和疾病谱的演变,指南在以下方面仍存在挑战。

1. 重视系统评价在指南制订过程中的作用。IOM 在 2011 年更新指南定义时强调指南应基于现有证据的系统评价,但是包括美国国立指南文库收录的一大部分指南在内,在制订过程中仍没有基于系统评价的证据。系统评价是制订指南的基石。

如果不针对某个临床问题进行系统评价，就无法全面了解该问题的所有证据。

2. 规范化报告及管理利益冲突。部分组织制订指南时没有充足的资金支持，往往依赖于医药企业等，导致指南存在商业利益冲突，此外，专业利益冲突也是需要重点关注的问题。因此，科学声明及管理利益冲突对保证指南的质量至关重要。

3. 指南发布后应及时更新。指南的有效期一般是 3 年左右，由于针对该主题的新证据不断出现，指南的推荐意见不再完全适用于临床实践，此时应及时更新。随着动态指南的提出，制订者可以不定期更新指南的部分内容，或者实时更新指南的某条推荐意见。

第二节　卫生政策指南概述

一、卫生政策指南的概念

卫生系统是致力于促进、恢复或保持健康的所有组织、全体人民，以及各种行动方案。现阶段薄弱的卫生系统并未有效地改善卫生不公平性、减少因病返贫和实现可持续发展目标，此时卫生系统研究就成为优先领域。不同于关注患者的临床管理或基础科学研究，卫生系统聚焦于政策、组织和项目的研究，而改善卫生系统效率的政策需要基于当前可得的最佳证据，并将证据转化为指南。Xavier Bosch-Capblanch 等人在 2012 年给出了卫生系统指南的概念，指"在国际或国家层面上系统制订的推荐意见，在不同情景下面对卫生系统挑战如何采取恰当措施进行辅助决策，并且协助这些方案的实施、监测和评价"。

目前卫生政策指南的概念尚未统一，借鉴了卫生系统指南的概念，本书编者结合前期相关研究经验，试提出卫生政策指南（Health Policy Guideline, HPG）的概念，供研究者和政策制定者探讨和商榷。我们认为，卫生政策指南指"从宏观或微观的卫生背景出发，基于最佳研究证据，从政策层面系统制订的帮助决策者和公众解决卫生问题的推荐意见"。此外，卫生政策指南需要与卫生政策简报相区分。WHO 将卫生政策简报视为一种用户友好型范式的研究综合，旨在使目标用户认识到当前卫生问题的紧迫性，以及采取首选替代方案或干预策略的必要性，通过系统化和透明化系统评价结果，将该证据与特定环境的研究结果相结合以支持卫生决策。二者在制订流程和呈现形式上不同。

二、卫生政策实践指南研究现状

为了了解卫生政策实践指南的研究现状，2021 年 8 月，我们对 WHO 发布的卫生政策指南进行了调查。我们从 WHO 网站的出版物条目浏览式检索 WHO 发布的指南（https://www.who.int/publications/who-guidelines），按照纳入排除标准筛选并提取关键条目进行分析，具体方法为：由两名研究人员独立进行筛选，分歧问题讨论解决，无法解决的由第三方判定。纳入标准如下：①主题为卫生政策相关；②研究类型为指南；③指南使用者包括卫生政策制订者、决策者或管理者等；④语言限定为英文；⑤时间限定为 2017 年至 2021 年。排除标准如下：①指南的系统评价；②指南的实施评价或指南的衍生文件；③临床和公共卫生实践指南。

结果显示，共检索到指南 292 篇，最终纳入卫生政策指南 31 部，包括推荐意见 290 条。WHO 的卫生政策指南集中发布于 2017 年（14 部，45%），此外 2018 发布 4 部（13%）、2019 年发布 3 部（10%）、2020 年发布 5 部（16%）。卫生政策指南的术语存在多样性，包括 "policy guidance" "policy recommendations" "guideline" "guidance" "recommendations" "policy" 等。有 14 部指南详细地说明了推荐意见的强弱，144 条推荐意见中 80 条（55%）为强推荐。纳入指南中有 20 部使用了 GRADE 进行证据分级。目标人群主要集中于儿童和孕产妇。由此可见，目前卫生政策指南还处于发展的早期阶段，指南的数量比较有限，证据质量分级工具的应用有待提升，术语名称有待统一，需要进一步促进卫生政策指南的传播和实施。

第三节　卫生政策实践指南的制订步骤及方法

本章基于 WHO 的指南制订手册，结合卫生政策指南的特点，综合给出了卫生政策实践指南制订的十个步骤（图 6-1）。

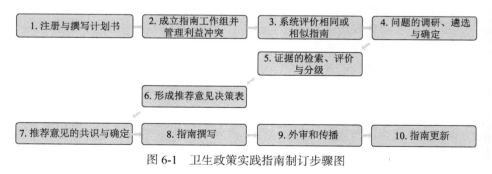

图 6-1　卫生政策实践指南制订步骤图

（一）注册与撰写计划书

指南注册是指在指南开始制订之前，在公开的注册平台登记指南的主题等重要信息,并向公众开放。WHO 指南注册平台(https://www.who.int/publications/who-guidelines),由 WHO 指南评审委员会审核,该平台仅面向 WHO 内部成员。国际实践指南注册平台(http://www.guidelines-registry.cn/),是由 WHO 指南实施与知识转化合作中心(WHO 附属机构/学术机构)建立的,注册语言为英文和中文,面向全球。卫生政策指南制订者可以根据制订指南的目的和参与的机构综合选择指南注册平台。

指南计划书是概括指南如何制订的计划或系列步骤,以及将要使用的方法的文件。在计划书中要明确以下信息:指南的标题等基本信息;指南的目的、目标人群、指南的使用者和应用环境等背景信息;指南制订人员和利益冲突等制订方法;指南证据来源和推荐意见的形成;时间规划、资金支持、传播与实施等其他信息。计划书的撰写和发表有助于充分预估指南制订过程中可能遇到的问题和困难,从而确保指南制订顺利高效完成。

(二)成立指南工作组并管理利益冲突

卫生政策指南工作组应设置首席卫生政策专家和首席方法学家,成立包含指导委员会、秘书组、证据评价组、推荐意见共识组和外审组等在内的指南工作组,可根据指南的具体内容和特点进行增减、合并或者调整。指南制订小组应考虑多学科性,需要包含卫生政策专家和指南方法学家,还应根据不同指南的情况,纳入卫生经济学、流行病学、循证医学、伦理学和法学等相关领域专家。

利益冲突是指南制订过程中重要的潜在偏倚来源,WHO 指出任何可能影响专家建议客观性和独立性的利益,均可构成利益冲突。即使没有利益冲突也同样需要声明,进行利益冲突声明并不代表存在利益冲突。利益冲突管理包括组建利益冲突管理委员会、收集利益冲突、评估利益冲突、管理利益冲突和报告利益冲突。

(三)系统评价相同或相似指南

制订指南需要耗费大量的人力物力,因此在正式启动一部新指南之前,需要确定一个关键问题:是否真的有必要制订该指南? 这就需要进行指南的系统评价,即对当前已发表的、相同或相似主题的指南进行全面系统的检索和评价,确定该政策所有相关指南的现状和差异,阐述本指南制订的必要性。

(四)问题的调研、遴选与确定

在指南的范围确定后,就要确定本指南拟解决的具体卫生政策问题,问题的确定决定了最终推荐意见的内容。根据不同情境有不同的问题解构方式,卫生政策指南中问题的解构推荐使用 PICO，根据具体情况可设定 T，具体如下。

1. 人群（P=Population Participants/ Health System Participants）　P 是受该卫生政策问题影响的人群，和/或与这个问题相关的主要因素，并非每个个体都同样容易受到一个问题的影响，因此公平性在 P 确定的过程中非常关键。因此，需要综合考量以下问题：干预方案的目标人群是谁？怎样描述他们最恰当？相关的人口学因素（需考虑阶层、教育、职业、收入和资产、性别、种族等问题）有哪些？环境是什么？

2. 干预措施（I = Intervention）和对照措施（C=Comparators）　需要正确地表述干预措施，应说明干预措施包括哪些内容？关键因素是什么？有没有可能需要考虑的变量？当干预措施较为复杂时，考虑哪些部分是本指南最关注的并恰当地描述它们。对照可以包括现有的卫生政策做法或替代干预措施。C 并不总是需要明确定义，特别是当该问题很难采用实验设计进行研究的时候。

3. 结局（O=Outcome）　结局指标是一个政策问题"可衡量的"的部分，可能涉及健康状况或卫生系统指标，结局指标可用来检索证据，并就推荐意见的政策选择提出评价方法，包括人群水平的结局（Population Level Outcomes）和卫生系统水平的结局（Health System Level Outcomes）两个方面。结局指标的遴选主要包括三个层面，有效性指标和安全性指标，主要结局指标和次要结局指标，终点指标和替代指标。

4. 时间（T=Time）　由于时间在可持续性政策问题中的重要性，根据观察不同时间范围对结果影响的情况，可选择性地对特定卫生政策问题设定 T。

问题调研的步骤包括：①通过文献检索和/或专家征询的方法进行卫生政策问题的收集；②去除重复的问题、合并同类问题、拆解过于抽象的问题、进行问题的整理；③问题的遴选：基于上一轮整理得到的问题设计问卷，通过选择恰当的评估工具，邀请专家对问题进行重要性评估，补充未提出的重要问题；④问题的确定：计算问题的重要性得分并进行排序，通过德尔菲等方法确定指南的问题清单。

（五）证据的检索、评价与分级

指南应该就所关注领域的问题制定恰当的检索策略并选择合适的数据库，进行系统全面的检索。对检索获得的证据进行遴选时主要考虑研究设计和方法学质量。研究设计首选系统评价/Meta 分析的证据进行决策，需考虑相关性、时效性和证据质量三个因素。对于无相关、最新和高质量系统评价/Meta 分析的情况，就要系统检索并制作研究证据。方法学质量反映研究真实性的情况，系统评价和不同类型的原始研究均对应不同的评价工具。研究证据作为评估决策考虑标准的重要因素，证据质量分级尤为重要，该部分内容详见第四章。

（六）形成推荐意见决策表

为了解决推荐意见形成过程中的分歧，各机构和组织提供了不同的内容框架或辅助工具，其中 GRADE 工作组的 EtD 框架中有一个类别是卫生系统或公共卫生决策，可以为卫生政策指南推荐意见的形成提供支持。其步骤包括：①构建问题，如该政策问题产生的主要背景、形成推荐意见的原因和出于何种角度形成推荐意见等；②评估决策考虑标准，包括研究证据和资源利用，以及利弊平衡等因素的评定；③得出结论形成推荐意见，基于问题和决策考量标准，填写指南决策表，进而总结推荐意见并阐述强推荐或弱推荐的理由等信息。

（七）推荐意见的共识与确定

科学的共识过程能减少推荐意见形成过程中的偏倚，实现证据到推荐意见的转化。共识包括正式共识法和非正式共识法，正式共识法的优点是决策风险小、科学信度高、参与成员权威、过程可控和观点收集合理；非正式共识法过程没有过多细节的描述，其优点是集思广益，缺点是个体可能会因为多种原因趋向于遵从他人的判断。正式共识法包括德尔菲法、名义群体法和共识制订会议等，其中德尔菲法应用最为广泛，根据指南制订的具体情况可以使用一种及以上的共识方法。

（八）指南撰写

高质量的指南不仅需要科学严谨的制订方法，还需要规范明晰的报告流程。由于卫生政策指南问题的特殊性和复杂性，目前卫生保健实践指南报告清单（Reporting Items for Practice Guidelines in healthcare, RIGHT）工作组正在研发卫生政策指南的报告规范，指南制订者可以在撰写卫生政策指南的过程中参照其条目。

指南研究与评估系统（AGREE）工作组开发了卫生系统指南研究与评估工具（AGREE-HS），为卫生政策指南的报告提供了重要参考依据，详见第四章。此外，RIGHT 工作组针对卫生政策简报也做了系列工作，其研究结果对卫生政策指南的撰写具有重要参考价值。

RIGHT 是 2013 年由中国学者发起，联合来自美国、加拿大、英国、德国等 12 个国家，以及包括 WHO、卫生研究质量与透明性促进协作网（EQUATOR）、国际指南协作网（GIN）、Cochrane 协作网、GRADE 工作组、AGREE 工作组等 7 个国际组织的 30 余名专家，共同成立的国际实践指南报告规范 RIGHT 工作组。该工作组历时 3 年，完成了指南报告规范——RIGHT 的制订。RIGHT 清单包含了 7 个领域的 22 个条目，分别是基本信息（条目 1~4）、背景（条目 5~9）、证据（条目 10~12）、推荐意见（条目 13~15）、评审和质量保证（条目 16~17）、资助与利益冲突声明及管理（条目 18~19）和其他（条目 20~22），具体见表 6-1。

表 6-1　RIGHT 清单

领域/主题	编号	条目
基本信息		
标题/副标题	1a	能够通过题目判断为指南，即题目中应该明确报告类似"指南"或"推荐意见"的术语
	1b	报告指南的发表年份
	1c	报告指南的分类，即筛查、诊断、治疗、管理、预防或其他等
执行总结	2	对指南推荐意见进行汇总呈现
术语和缩略语	3	为避免混淆，应对指南中出现的新术语或重要术语进行定义；如果涉及缩略语，应该将其列出并给出对应的全称
通讯作者	4	确定至少一位通讯作者或指南制订者的联系方式，以便于联系和反馈
背景		
简要描述指南卫生问题	5	应描述问题的基本流行病学特征，比如患病率、发病率、病死率和疾病负担（包括经济负担）
指南的总目标和具体目的	6	应描述指南的总目标和具体要达到的目的，比如改善健康结局和相关指标（疾病的患病率和病死率），提高生活质量和节约费用等
目标人群	7a	应描述指南拟实施的主要目标人群
	7b	应描述指南拟实施时需特别考虑的亚组人群
指南的使用者和应用环境	8a	应描述指南的主要使用者（如初级保健提供者、临床专家、公共卫生专家、卫生管理者或政策制定者）及指南其他潜在的使用人员
	8b	应描述指南针对的具体环境，比如初级卫生保健机构、中低收入国家或住院部门（机构）
指南制订小组	9a	应描述参与指南制订的所有贡献者及其作用（如指导小组、指南专家组、外审人员、系统评价小组和方法学家）
	9b	应描述参与指南制订的所有个人，报告其头衔、职务、工作单位等信息
证据		
卫生保健问题	10a	应描述指南推荐意见所基于的关键问题，建议以 PICO（人群、干预、对照和结局指标）格式呈现
	10b	应描述结局遴选和分类的方法
系统评价	11a	应描述该指南基于的系统评价是新制作的，还是使用现有已发表的
	11b	如果指南制订者使用现有已发表的系统评价，应给出参考文献并描述是如何检索和评价的(提供检索策略、筛选标准，以及对系统评价的偏倚风险评估)，同时报告是否对其进行了更新
评价证据质量	12	应描述对证据质量评价和分级的方法

续表

领域/主题	编号	条目
推荐意见		
推荐意见	13a	应提供清晰、准确且可实施的推荐意见
	13b	如果证据显示在重要的亚组人群中，某些影响推荐意见的因素存在重大差异，应单独提供针对这些人群的推荐意见
	13c	应描述推荐意见的强度及支持该推荐的证据质量
形成推荐意见的原理和解释说明	14a	应描述在形成推荐意见时，是否考虑了目标人群的偏好和价值观。如果考虑，应描述确定和收集这些偏好和价值观的方法；如果未考虑，应给出原因
	14b	应描述在形成推荐意见时，是否考虑了成本和资源利用。如果考虑，应描述具体的方法（如成本效果分析）并总结结果；如果未考虑，应给出原因
	14c	应描述在形成推荐意见时，是否考虑了公平性、可行性和可接受性等其他因素
从证据到推荐	15	应描述指南制订工作组的决策过程和方法，特别是形成推荐意见的方法（例如，如何确定和达成共识，是否进行投票等）
评审和质量保证		
外部评审	16	应描述指南制订后是否对其进行独立评审，如是，应描述具体的评审过程，以及对评审意见的考虑和处理过程
质量保证	17	应描述指南是否经过了质量控制程序，如是，则描述其过程
资助与利益冲突声明及管理		
资金来源以及作用	18a	应描述指南制订各个阶段的资金来源情况
	18b	应描述资助者在指南制订不同阶段中的作用，以及在推荐意见的传播和实施过程中的作用
利益冲突的声明和管理	19a	应描述指南制订相关的利益冲突类型（如经济利益冲突和非经济利益冲突）
	19b	应描述对利益冲突的评价和管理方法以及指南使用者如何获取这些声明
其他方面		
可及性	20	应描述在哪里可获取到指南、相应附件及其他相关文件
对未来研究的建议	21	应描述当前实践与研究证据之间的差异，和（或）提供对未来研究的建议
指南的局限性	22	应描述指南制订过程中的所有局限性（比如制订小组不是多学科团队，或未考虑患者的价值观和偏好）及其对推荐意见的有效性可能产生的影响

资料来源: Chen Y, Yang K, Marušić A, et al. A Reporting Tool for Practice Guidelines in Health Care: The RIGHT Statement[J]. Annals of Internal Medicine, 2017, 166(2):128-132

（九）外审和传播

根据不同情况和要求，指南在正式发布或发表前需由外审人员对指南及其推荐意见进行评审，评估指南推荐意见的准确性、可行性、明晰性、组织结构和适用性。指南的传播包括指南的获取、指南的宣传和发行。传播可考虑在线出版、存档、翻译成多种语言、期刊发表、新闻发表会和网站等多种形式。

（十）指南更新

指南应基于最新的研究证据，因此，指南的时效性至关重要。指南更新需要关注两个问题，即更新的最佳时机和周期。动态指南的提出，为指南更新提供了新的思路和方法。所谓动态指南是指一旦有高质量、能够改变临床实践的证据出现，就应及时制作推荐意见决策表，组织专家共识会议，以最快速度更新指南相应的推荐意见。

卫生政策问题比临床问题更为复杂，其过程和结果更易受到多种因素的影响。因此，遵循规范的指南制订流程、基于高质量证据制订的卫生政策实践指南可为卫生决策提供科学依据和证据支持。

参 考 文 献

陈耀龙，王辰，商洪才，等，2018．中国临床实践指南：现状、挑战和机遇[J]．英国医学杂志中文版，21 (2): 79-83.

陈耀龙，2021. GRADE 在系统评价和实践指南中的应用（第 2 版）[M]．北京：中国协和医科大学出版社.

杨克虎，李秀霞，拜争刚，2018. 循证社会科学研究方法：系统评价与 Meta 分析[M]．兰州：兰州大学出版社.

Bennett S, Adam T, Zarowsky C, et al, 2008. From Mexico to Mali: Progress in health policy and systems research[J]. The Lancet, 372(9649): 1571-1578.

Bosch-Capblanch X, Lavis J N, Lewin S, et al, 2012. Guidance for evidence-informed policies about health systems: rationale for and challenges of guidance development[J]. PLoS Medicine, 9(3): e1001185.

Chen Y, Yang K, Marušić A, et al, 2017. A Reporting Tool for Practice Guidelines in Health Care: The RIGHT Statement[J]. Annals of Internal Medicine, 166(2): 128-132.

World Health Assembly, 2000. The World Health Report 2000: health systems: improving performance[EB/OL]. [2022-08-24]. https://extranet.who.int/iris/restricted/ handle/10665/79020.

World Health Organization. WHO Handbook for Guideline Development (2nd Edition)[M/OL]. [2021-03-13]. https://digicollections.net/medicinedocs/documents/s22083en/s22083en.pdf.

World Health Organization. The Development of Global Guidelines Ensuring the Appropriate Use of Evidence Represents one of the Core Functions of WHO[EB/OL]. [2021-03-13]. https://www.who. int/publications/who-guidelines.

第七章　证　据　图　谱

证据是循证卫生决策的核心要素，如何系统呈现、分析和评价一个较为广泛研究领域中的证据成为一种迫切需求。证据图谱是一种新兴研究方法，能够快速、全面地综合及呈现研究领域中的证据分布，为决策者提供高质量证据的同时系统分析研究现状及证据空白，为研究者确定研究方向提供有力的支持，有利于进一步避免证据资源的浪费，对循证卫生决策具有重要意义。

第一节　证据图谱简介

一、证据图谱的概念及分类

（一）相关概念

证据图谱（Evidence Mapping, EM）是系统收集相关研究领域的现有证据，进行综合分析、科学评价、整合凝练、简明直观地呈现其研究特征和证据差距的一种研究方法。

2003 年，美国耶鲁大学学者 David L. Katz 等首次对证据图谱进行定义，指出"证据图谱是一个没有固定方法学，但可以重复用来确定一个广泛研究主题相关证据的范围、分布和方法学质量的研究模型或方法，可用于临床医学或公共卫生等学科领域"。这个概念蕴含三层含义：首先，证据图谱所采用的研究方法没有确定，不同的证据图谱研究可能有不同的研究步骤及内容，其证据综合呈现形式也可能有所不同，但研究步骤及研究方法是可以重复的，即研究结果具有可重复性；其次，系统评价/Meta 分析通常用于一个具体的研究问题，但证据图谱却能够用于一个更为广泛的研究领域；最后，证据图谱的制作目的在于确定研究问题的范围、现状和证据质量，以服务相关决策人员及研究人员。2010 年至 2011 年间，Sarah E. Hetrick、Peter Bragge 及 Anne F. Parkhill 团队基于 David L. Katz 等所提出的概念，进一步提出了更为确切的证据图谱定义，即"证据图谱是通过对某一广泛研究领域中证据的数量、研究设计、质量等特征的描述，提供该领域中证据的范围和分布，从而概述存在证据和证据空白的一种研究方法"。这个定义提及证据图谱不仅能够提供研究现状，还有助于发现研究空白，从而避免资源浪费。

近年来，不断有研究学者对证据图谱的相关概念进行分析，也逐步形成了不同的证据图谱类型。2016 年，英国学者 Birte Snilstveit 等对证据差距图（EGMs）的研究方法及概念做出了明确的描述，指出"证据差距图是某个领域证据的系统框架，其系统呈现该领域各种干预及结局指标的类型分布及干预的有效性"。2017 年，Bethan C. O'Leary 等对证据图（Evidence Map）的概念进行介绍，提出"证据图是一种汇聚某个研究领域证据数量、研究设计等的研究方法"。2020 年，兰州大学研究团队综合此前提出的证据图谱相关定义，结合专家意见，将证据图谱的概念进行统一，即"证据图谱是系统收集相关研究领域的现有证据，进行综合分析、科学评价，整合凝练、简明直观地呈现其研究现状、存在问题、发展方向和证据差距的一种新型证据综合研究方法"。

（二）证据图谱的分类

根据研究目的及纳入研究的特征，证据图谱主要包括干预性证据图谱和非干预性证据图谱。干预性证据图谱指对某一研究领域中有关的干预性证据（原始研究及二次研究等）进行系统分析，全面呈现研究基本特征（作者、年份、国家等）、研究问题特征（干预类型、人群类型、研究设计、研究结局）、干预的效果及研究结论等信息。非干预性证据图谱主要是对非干预性证据或混合性证据进行系统分析、呈现的方法，如对涉及疾病流行性、诊断、预后等相关的证据进行可视化呈现及评价，提供给研究者该研究领域的证据框架及空白，进一步指导后续研究及决策。

根据研究术语，证据图谱分为证据图、证据差距图、综合证据地图（Mega-map）和二次地图（Map of Maps）。证据图主要描述某一特定领域的研究性质、特点和数量，并通过比较所研究问题的相关文献来确定不同证据的样本量和结论等信息（证据差距），一般不对纳入研究进行质量评价。证据差距图通过可视化特定领域中的现有证据，为政策和实践提供信息，其主要是对干预措施有关的证据进行评价整合分析，不涉及预防和预后等，属于干预性证据图谱。综合证据地图主要对研究领域内系统评价/Meta 分析和证据差距图进行呈现分析。二次地图主要针对研究领域的证据差距图。证据图谱具体关系如图 7-1 所示。

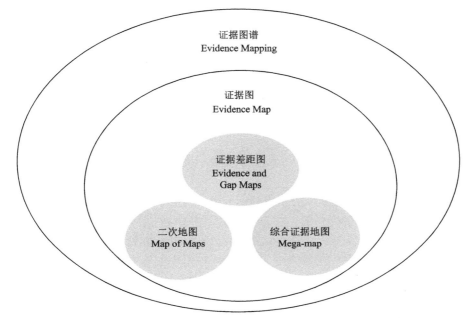

图 7-1　证据图谱、证据图、证据差距图的关系

二、证据图谱的源起和发展

证据图谱是循证医学发展的方法学产物，其诞生于 21 世纪初，是一种旨在简明直观呈现某一研究领域中证据现状及空白，指导未来研究方向，降低研究盲目性，同时能够为决策提供高质量证据支持的新型证据综合研究方法。近年来，随着各类研究证据数量爆发式增长，系统评价/Meta 分析等传统的证据综合方法很难解决较为广泛领域内的研究问题，于是渐渐催生了证据图谱的研究方法。2000 年，美国耶鲁大学预防医学研究中心对补充与替代医学相关的证据进行了系统回顾，形成了一种可靠且可重复的 9 步骤操作模型，弥补了传统证据综合方法的局限性，标志着证据图谱的正式诞生。2003 年，David L. Katz 等在此模型基础上发表了第一篇证据图谱研究。

此后，证据图谱作为一种新型证据综合研究方法备受关注，多个证据生产、传播与转化的学术机构专门开展了证据图谱研究，进一步促进了证据图谱的发展。2007 年，澳大利亚成立"全球证据图谱倡议（The Global Evidence Mapping Initiative）"，旨在运用证据图谱的方法，全面概述创伤性脑损伤和脊髓损伤的现有研究；2008 年和 2009 年，Cochrane 协作网两届学术年会均对证据图谱方法学进行了专题研讨；2010 年，Sarah E. Hetrick 等人介绍了青少年健康领域的证据图谱研究方法，进一步推动了证据图谱在公共卫生领域的应用；2016 年，Birte

Snilstveit 等人发表了第一篇针对证据差距图的研究，系统介绍了这种干预性证据图谱的定义及制作流程；2017 年，国际 Campbell 协作网开始致力于证据图谱的研究，目前 Campbell 证据差距图（Campbell Evidence and Gap Maps, Campbell EGMs）已经成为该数据库的主推产品之一，截至 2021 年 3 月，已有三篇 Campbell 证据差距图全文和 13 篇研究计划书发表，研究问题主要包括儿童虐待、儿童暴力、老年人和残疾人健康护理、道路安全、校园卫生、生殖健康、中低收入国家农业发展和食品卫生；2020 年 11 月，Campbell 协作网广泛征集各国研究学者的意见，正式发布了 Campbell 证据差距图的报告指南，以规范相关研究，这是国际上第一部证据图谱报告规范。

　　我国学者对证据图谱的关注始于 2011 年，兰州大学研究团队首次对证据图谱的概念及方法进行了系统介绍，并在此后的研究中做了大量的方法学探讨。2020 年，该研究团队结合国际上方法学的变化，对证据图谱进行了命名与定义，并对其撰写流程进行了报告。2021 年 3 月，以"证据图谱""证据图""差距图"为检索词检索中国知网数据库，结果显示证据图谱论文仅有 7 篇，主要涉及方法学探讨、心肌梗死和脑梗死疾病的证据呈现。

三、证据图谱在卫生决策中的应用

　　自证据图谱研究方法诞生以来，其在卫生决策中的实践探索不断推进。本书编者以"证据图""证据地图""差距图""差距地图""证据差距图""证据差距地图""公共卫生""卫生决策""卫生政策"为中文检索词，"evidence map""evidence mapping""evidence maps""mapping evidence""gap map""gap maps""public health""policy"为英文检索词对中国知网、万方、维普、中国生物医学文献数据库、PubMed、荷兰生物医学文摘数据库（Excerpt Medica Database, EMBASE）、Web of Science、Cochrane Library 等中外数据库进行检索，检索时间截至 2020 年 10 月，共发现 102 篇卫生决策相关证据图谱。其中，中文文献仅有 1 篇，内容是关于心力衰竭患者的中医药防治。在 101 篇外文文献中，第一篇关于卫生决策的证据图谱发表于 2009 年，随后发文量呈逐年增加趋势，2016 年发表量达到 10 篇，2019 年发表研究数量最多，达到 24 篇；发文量居于前五位的国家分别是美国（45 篇）、英国（24 篇）、澳大利亚（13 篇）、加拿大（11 篇）和德国（9 篇），同时这些国家也处于与其他国家合作较为紧密的核心位置。

　　关键词聚类分析结果显示，目前关于卫生政策证据图谱的研究主要涉及四大主题。①慢性病的预防和控制：疾病主要包括高血压、糖尿病、慢性疼痛等，干预措施主要包括健康饮食、体育锻炼等。②健康教育及健康管理：

主要涉及儿童和青少年健康教育、大麻等药物的使用及管理。③环境卫生：主要涉及环境保护措施及政策对人群健康的影响。④营养及食品摄入与健康结局之间的关系：主要涉及素食、纤维、全谷物食品摄入与心血管疾病发生之间的关系（图 7-2）。

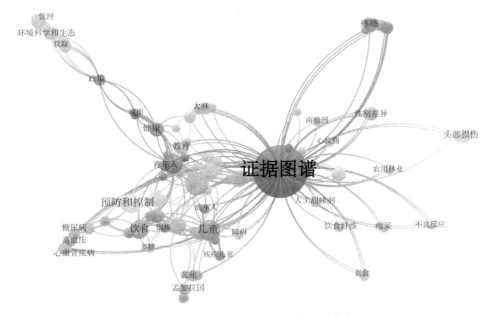

图 7-2　卫生决策证据图谱研究主题分布

公共卫生决策相关证据图谱的研究热度在近些年有所升温，特别在西方国家，其合作较为紧密。而在我国，证据图谱方法虽起步较晚，但已引起相关研究者和决策者的关注，未来或有较大的发展空间。

第二节　证据图谱的制作步骤及方法

一、证据图谱的制作步骤

证据图谱的制作步骤在实践中不断得到变化完善。目前关于证据图谱制作步骤的研究较多，本书编者及团队综合此前提出的证据图谱相关制作步骤，结合专家意见，根据定性主题综合法，最终提出证据图谱制作的八个主要步骤及流程，包括：①组建研究团队；②确定研究主题；③制定纳入与排除标准；④全面证据检索；⑤数据提取；⑥质量评价；⑦结果呈现与分析；⑧研究报告的撰写（图7-3）。

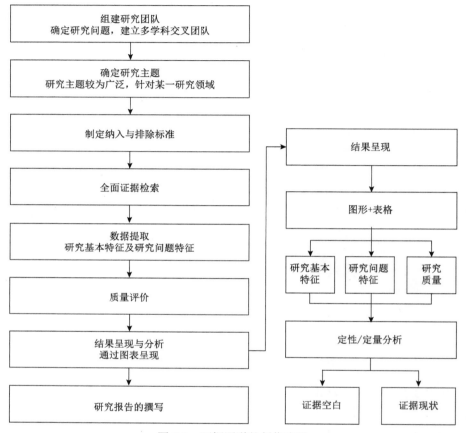

图 7-3　证据图谱的制作步骤

二、证据图谱的制作方法

（一）组建研究团队

研究团队是影响研究质量的重要因素，也是制作证据图谱的保障。与传统研究相比，证据图谱涉及的研究领域较为广泛，包含学科众多，因此研究团队的组成更为复杂，需确保不同学科均有相关人员参与。

（二）确定研究主题

制作证据图谱的第一步是确定一个合适的研究主题并通过制定研究框架来确

定具体的研究范围。与系统评价/Meta 分析不同,证据图谱的研究主题和范围通常较广,不同类型的证据图谱选题亦有区别。证据图选题的方向通常没有限制,差距图则更偏向于研究某个研究领域中的干预措施相关的研究现状及空白,分析、呈现各种干预措施的具体应用情况。就干预性证据图谱而言,确定研究主题还包括开发干预/结局指标矩阵,需考虑研究领域内所有重要的干预措施和相关结局指标。此外,确定研究主题时还应与包括学术专家、决策者、从业者和资助者在内的利益相关方进行协商,同时,应检索搜集研究主题相关的主要政策文件,以及相关主题的系统评价/Meta 分析等来辅助选题。

(三)制定纳入与排除标准

纳入与排除标准的制定一般根据"PICOS"原则进行。限于证据图谱的作用和意义,在纳入排除标准制定时一般只考虑干预措施和人群,很少对结局指标和对照进行限制。不同研究目的,其纳入排除标准的制定有所不同:①如果研究目的是为决策者提供高质量证据体,该证据图谱则应主要纳入研究领域内系统评价/Meta 分析,在没有相关系统评价/Meta 分析时,可纳入相关高质量原始研究;②如果研究目的是找出现有证据空白,以及为新的原始研究和证据综合提供研究方向,证据图谱应同时纳入相关系统评价/Meta 分析和原始研究。

(四)全面证据检索

证据图谱作为一种新型证据综合研究方法,与其他证据综合研究方法相比,其研究周期较短,可为决策者快速反应提供证据依据。因此,证据图谱的文献检索方法与其他证据综合方法有所差异,需要在详尽检索与可行检索之间取得平衡。不同研究目的,其证据检索的策略有所不同:①如果要将证据图谱用于决策,则检索策略需要广泛且系统,可参考 Cochrane 系统评价/Meta 分析相应检索指南(https://training.cochrane.org/handbooks),对综合性数据库进行全面检索,主要包括中国知网、万方、维普和中国生物医学文献数据库等中文数据库和 PubMed、Web of Science、The Cochrane Library、EMBASE 等英文数据库,对于某些专业领域,如教育学、心理学、经济学等,还需检索本专业领域的专题数据库并在相关网站中使用特定主题的检索来补充检索结果。同时运用其他的技术,如滚雪球法来完善证据体;②如果要将其用于描绘研究现状及证据空白,此类证据图谱研究的重点是描述某一广泛的主题领域中的研究质量、设计和特征,则检索策略可更具针对性。检索可限定仅使用特定语言、特定时间段、出版物状况、权威数据库、相关论文的特定关键词等。此外,文献的筛选工作与传统系统评价/Meta 分析所采用的方式一致,将检索到的文献导入文献管理软件(如 Endnote 软件、

EPPI-Reviewer 软件等），根据纳入排除标准进行系统的文献筛选。

（五）数据提取

全面和准确的数据提取是证据图谱真实性的保障。证据图谱的数据提取重点在于从纳入的原始研究和二次研究中提取描述性信息，一般可分为两部分，一部分是研究的基本特征，展示研究的基本信息。另一部分是研究问题特征，突出研究重点。以干预性证据图谱为例，提取的信息主要包括以下方面。①纳入研究的基本特征：作者、发表年份、国家/地区、系统评价/Meta 分析纳入研究数量或原始研究样本量等。②研究问题特征：研究设计、干预及对照类别、结局指标、研究对象（人口统计学信息，疾病分类）、研究目的、研究结论、研究质量等。

（六）质量评价

证据图谱的质量评价主要是指对纳入的系统评价/Meta 分析进行系统的质量评估与分析，评价内容包括方法学设计、实施步骤、各类偏倚状况及偏倚控制、利益冲突报告等。亦可根据研究目的、研究资源和时间对纳入原始研究进行质量评价。此外，不同证据图谱对证据质量评价这一步骤要求不同，差距图制作方法中明确包括了质量评价这一关键步骤，而证据图则一般不对纳入研究进行质量评价。但通过近年发表的研究来看，证据图谱的研究通常都会对纳入研究进行质量评价，并且主要针对纳入的系统评价/Meta 分析的方法学质量。研究者可根据所具资源、研究时间等情况，选择恰当的质量评价标准。

系统评价/Meta 分析报告质量评价工具一般为 PRISMA，PRISMA 包括 27 条目，最高得分为 27 分。其扩展用于某些特殊类型的系统评价/Meta 分析，例如针对诊断性试验（Diagnostic Test Accuracy, DTA）的系统评价，则可使用 PRISMA-DTA。系统评价/Meta 分析方法学质量评价工具一般为 AMSTAR-2，AMSTAR-2 包含 16 个项目。评估过程可在线进行（https://amstar.ca/Amstar_Checklist.php），评价完后可自动生成总体质量评估结果（评级包括"极低""低""中等"或"高"）。AMSTAR 工具对于一些特殊类型的系统评价/Meta 分析也有针对性的工具，如诊断性系统评价一般采用 AMSTAR Ⅱ-DTA、系统评价中的偏倚风险评估工具（Risk of Bias in Systematic Review, ROBIS）等。

（七）结果呈现与分析

一个内容丰富、简明直观的结果呈现对于证据使用者，尤其是卫生决策者尤为重要。证据图谱的结果主要通过表格（如基本特征表、研究问题特征表和质量结果表格等）和图片（如气泡图等）两种方式结合文字描述进行呈现。气泡图是通过设计证据图维度框架，再将纳入各类证据映射到框架中而形成的。就干预性证据图谱而言，其结果呈现是根据研究中涉及的干预措施和结局指标框架，将全部纳入的研究映射到框架矩阵上（坐标轴），从而形成相应的气泡图。而对于非干预性证据图谱，其结果呈现是根据研究目的对证据的一些特殊信息，如研究主题、涉及人群、证据质量、诊断措施及相应结局等，映射到框架矩阵，同时运用气泡颜色、大小、形状等来代表相关研究具体特征信息，最终为研究者呈现某一研究领域中的证据分布情况，进一步发现证据空白，为原始研究的设计及证据综合的开展提供直观概览与指导，如图 7-4 所示。

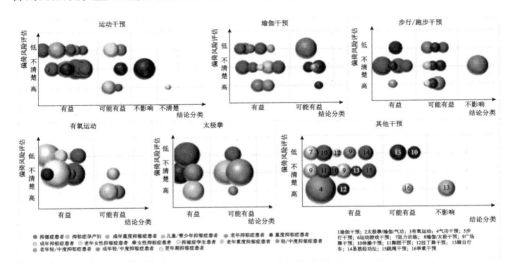

图 7-4　抑郁症患者运动干预的证据图谱

结果呈现的具体的图形样式和图形涉及的维度目前均未固定，需进一步研究。常见图形主要分为两类：①通过 Excel 等图表工具进行坐标轴随机数赋值方法设计证据图维度框架，主要包括干预及结局指标类别（干预性证据图谱）、研究结论、研究样本量或纳入研究数量、人群类别、研究主题及证据质量。研究者根据具体研究目的，具体维度亦可自行调整；②通过 EPPI-Reviewer 软件进行证据图在线设计（http://eppi.ioe.ac.uk/eppireviewer4/）。

（八）研究报告的撰写

证据图谱研究报告的撰写结构与系统评价/Meta 分析相似，一般包括研究背景、研究方法（研究设计、纳入排除标准、检索策略、数据提取及文献筛选、质量评价、数据分析）、结果（纳入研究的数量及基本特征、质量评价结果、证据图谱）、讨论（主要的研究发现、证据空白等）、结论及参考文献。

第三节 证据图谱的报告

经过二十多年的发展，证据图谱研究数量迅速增长，然而研究之间报告标准及方法却不尽相同，这极大阻碍了证据图谱的发展。针对此问题，加拿大、美国、英国等学者就如何提高证据图谱的报告质量开展了大量研究。2020 年 11 月，Campbell 协作网 Howard White 等领衔发表了 Campbell 证据差距图的报告指南，该指南首次对 Campbell 证据差距图的定义、方法、制作流程，以及各流程的撰写规范等进行了系统的阐述，共包括两部分内容，一部分针对 Campbell 证据差距图题目注册表和计划书，共计 33 个条目，其中强制报告条目 26 项，高度推荐条目 7 项（表 7-1）；一部分针对 Campbell 证据差距图全文，共计 59 个条目，其中强制报告条目 45 项，高度推荐条目 13 项，可选条目 1 项（表 7-2）。

Campbell 协作网同时指出了该指南的局限性，即：①该指南主要针对发表在 Campbell 协作网上的证据图谱；②该指南主要用于 Campbell 证据差距图题目注册表、计划书和全文撰写的标准，没有专门针对证据图谱的质量评估；③该指南主要适用于干预性证据图谱。此外，经过检索促进报告规范制定和研究透明化的国际组织 EQUATOR，目前没有正在进行或已经发表的针对证据图谱的报告规范。

表 7-1 Campbell 证据差距图题目注册表及计划书报告指南

编号	推荐报告强度	条目
1	强制报告（T&P）	制定研究范围
2	强制报告（T&P）	确定研究目的
3	强制报告（P）	制定研究框架
4	强制报告（P）	定义研究人群
5	高度推荐（P）	预定义仅有部分样本符合纳入标准的研究
6	高度推荐（P）	考虑特定人群
7	强制报告（P）	制定明确的干预措施
8	强制报告（P）	预定义仅有部分干预措施符合纳入标准的研究
9	强制报告（P）	明确结局指标及其作用
10	强制报告（P）	考虑潜在的干预不良反应
11	强制报告（P）	制定纳入研究的研究设计
12	强制报告（P）	制定不同类型证据的纳入标准
13	强制报告（P）	报告所选研究设计的合理性
14	强制报告（P）	纳入已正式发表和未发表的研究（包括灰色文献）

续表

编号	推荐报告强度	条目
15	强制报告（P）	纳入正在进行的研究
16	高度推荐（P）	制定如何纳入正在进行的研究的方法
17	强制报告（P）	明确各个结局指标的范围
18	强制报告（P）	制定全面的检索策略
19	强制报告（如适用）（P）	检索不同类型的证据
20	强制报告（如适用）（P）	检索原始研究和系统评价注册平台
21	强制报告（P）	检索灰色文献
22	强制报告（P）	通过综述、其他图谱和参考文献列表完善检索结果
23	高度推荐（P）	通过相关的个人和组织获取相关研究
24	强制报告（P）	报告检索的限制条件（包括检索时间、语言等）
25	强制报告（P）	制定纳入研究质量评价的计划
26	高度推荐（P）	重复（背对背）文献筛选
27	高度推荐（P）	重复（背对背）研究质量评价
28	强制报告（P）	确定图谱中呈现分析的单元（一个研究/报告）
29	强制报告（P）	确定并编码需要呈现分析的研究特征
30	强制报告（P）	制定并使用数据提取表
31	高度推荐（P）	重复（背对背）数据提取
32	强制报告（P）	分别描述和报告图谱中的各个维度框架
33	强制报告（P）	描述图谱中各个维度框架将如何表示

注：T，Title（题目注册表）；P，Protocol（计划书）

表 7-2　Campbell 证据差距图全文报告指南

项目/编号	推荐报告强度	条目	标准
标题和作者			
1	高度推荐(M, R)	标题格式	遵循 Campbell 证据差距图标题模板
2	强制报告（R）	作者	列出所有作者的姓名、单位
摘要			
3	强制报告（R）	撰写摘要	提供 700 字以内的结构式摘要（不超过 1000 字）
4	强制报告（R）	摘要（背景）	总结证据差距图的理论基础和适用范围
5	强制报告（R）	摘要（目的）	简要描述证据差距图的主要目的

续表

项目/编号	推荐报告强度	条目	标准
6	强制报告（R）	摘要（检索策略）	提供详细的检索日期，纳入研究的类型和所检索的数据库及其他文献来源
7	强制报告（R）	摘要（纳入排除标准）	总结证据差距图的纳入标准，包括有关证据类型、干预措施、研究对象、结局指标等
8	强制报告（R）	摘要（数据收集和分析）	总结文献筛选、数据收集，以及质量评估相关的方法
9	强制报告（R）	摘要（纳入研究数量）	分别报告纳入研究的数量（系统评价和原始研究）
10	高度推荐（R）	摘要（纳入研究特征）	按关键维度简要描述证据的覆盖范围，提供证据体的综述（如研究领域和干预类型），明确证据差距
11	高度推荐	摘要（纳入研究质量）	提供研究偏倚风险或质量评估结果
12	强制报告	摘要（研究的意义）	报告主要结论
13	强制报告	报告正文的完整性	确保摘要中报告的所有结果也出现在证据差距图报告的正文中
14	强制报告	摘要和正文的一致性	确保摘要和正文的研究目的、重要结局指标和结论等信息保持一致
背景			
15	强制报告	撰写背景	证据差距图的研究范围及重要性
16	强制报告	背景材料	背景中包含详细的相关文献支撑
17	强制报告	背景文本	撰写原创性背景（非抄袭）
18	强制报告	研究目的	用一个句子简单报告研究目的
19	强制报告	证据类型	报告纳入的证据类型
方法			
20	强制报告（R）	引用计划书	引用证据差距图的计划书
纳入排除标准			
21	强制报告（R）	证据类型	报告拟纳入的证据类型及理由
22	强制报告（R）	研究状态	纳入研究一般不限制其出版状态和语言，其他情况需声明
23	强制报告（R）	研究对象	报告研究对象的纳入标准，包括地点、环境、状态或其他因素
24	强制报告（R）	干预措施	报告干预措施和对照措施的纳入标准，包括剂量、持续时间、强度等
25	强制报告（R）	结局指标的意义	报告结局指标的合理性及意义
26	强制报告（R）	结局指标	报告结局指标及其测量工具

续表

项目/编号	推荐报告强度	条目	标准
检索策略			
27	强制报告（R）	资料来源	列出所有文献的信息来源，包括：数据库、试验注册平台、网站和灰色文献等
28	强制报告（R）	检索时间	提供检索各数据库、试验注册平台、网站和灰色文献等文献来源的完整日期
29	强制报告（R）	检索限制	报告对检索时间的相关限制及理由
30	强制报告（R）	检索不同类型的证据	报告及检索拟纳入研究的证据类型
31	强制报告（R）	数据库的检索策略	在附件中提供每个数据库详细的检索策略
32	高度推荐（R）	检索其他文献来源	报告检索其他文献来源的检索词及日期
数据收集和分析			
33	强制报告（R）	文献筛选	报告详细文献筛选流程
34	强制报告（R）	数据提取	报告详细数据提取流程
35	高度推荐（R）	数据获取	报告从个人或组织获得相关数据
36	强制报告（R）	数据特征	列出纳入研究的数据特征，如干预、研究对象等的分类情况
37	强制报告（R）	质量评估工具	报告评估研究质量的工具及其细节
结果			
纳入研究的描述			
38	强制报告（R）	研究流程（R）	提供从文献检索到最终纳入研究整个流程的文献情况，推荐用流程图
39	强制报告（R）	排除的研究（R）	列出被排除的研究，提供排除原因
40	高度推荐（R）	初步纳入的研究（R）	列出初步符合纳入排除标准但尚未最终纳入图谱的研究及特征
41	强制报告（R）	纳入文献的参考文献（M）	在图谱中提供每个纳入研究的参考文献链接（引用）
42	高度推荐（R）	纳入的研究（M）	提供纳入研究的系统总结，包括研究设计、目的等
43	高度推荐（R）	纳入研究的框架	为纳入的研究提供详细的框架信息，使证据差距图的用户能够评估自身环境下的证据适用性
纳入研究的质量评估			
44	强制报告（R）	系统评价的质量	应评估所有系统评价的质量
45	高度推荐（R）	评估研究偏倚风险	评估纳入研究的偏倚风险

续表

项目/编号	推荐报告强度	条目	标准
46	高度推荐（R）	偏倚风险表	提供偏倚分析结果汇总表，列出每个研究的偏倚风险情况
47	强制报告（R）	总结系统评价质量	对系统评价的质量或结果的可信度进行简要的描述性总结
48	高度推荐（R）	总结研究偏倚风险	根据图谱维度总结研究质量
干预措施的影响			
49	高度推荐（R）	表格和图片的数量	在不影响证据差距图报告可读性的情况下，将表格和图片的数量限制在 6 个或更少
50	强制报告（R）	报告的一致性	确保文本与图表信息一致
51	可选（R）	证据质量的评估	为每个关键结局提供证据质量评估
讨论			
52	高度推荐（R）	主题讨论	在讨论部分报告研究关键主题
53	强制报告（R）	局限性	讨论研究的局限性
结论			
54	强制报告（R）	研究意义	报告对未来研究的建议
致谢			
55	强制报告（R）	致谢	任何对研究做出贡献但未列入研究作者的个人、组织及单位等
作者贡献			
56	强制报告（R）	作者贡献	描述每个作者的贡献
利益申明			
57	强制报告（R）	利益冲突申明	报告与任何个人、组织及单位之间的利益冲突
计划书和全文的区别			
58	强制报告（R）	研究计划书的变更	解释并说明未完全按照计划书撰写全文的原因
资金来源			
59	强制报告（R）	经费来源	报告该研究的相关资助情况

注：M，Presentation of the map（图谱呈现）；R，Accompanying descriptive report（描述性分析）

参 考 文 献

陈静静，潘琳敏，周波，2020. 循证公共卫生决策的发展与应用[J]. 智慧健康, 6(8): 45-48.

李伦，杨克虎，田金徽，等，2011. 一种新的证据总结方法——证据图简介[J]. 中国循证儿科杂志, 6(3): 230-232.

李秀霞, 韩雪梅, 杨克虎, 2018. 循证卫生政策的发展与展望[J]. 图书与情报, (3): 43-49.

李艳飞, 李秀霞, 李睿, 等, 2020. 证据图谱的制作与报告[J]. 中国循证医学杂志, 20(9): 1098-1103.

刘雅莉, 袁金秋, 杨克虎, 等, 2011. 系统评价再评价的制作方法简介及相关资料分析[J]. 中国循证儿科杂志, 6(1): 58-64.

石建伟, 姜成华, 耿劲松, 等, 2016. 探析我国循证公共卫生的应用现况与问题——基于定性视角的系统分析[J]. 中国卫生事业管理, 33(11): 804-805.

杨明亮, 吴廉, 2008. 循证公共卫生[J]. 公共卫生与预防医学, (4): 1-3.

周英凤, 钟婕, 李丽, 等, 2019. 构建证据生态系统,推动循证护理实践发展[J]. 护士进修杂志, 34(3): 193-197.

左群, 范金山, 刘辉, 2010. 从循证公共卫生看流行病学研究证据生产现状[J]. 现代预防医学, 37(20): 3833-3834.

Bastian H, Glasziou P, Chalmers I, 2010. Seventy-five Trials and Eleven Systematic Reviews a Day: How will we ever keep up? [J]. PLoS Medicine, 7(9): e1000326.

Bragge P, Clavisi O, Turner T, et al, 2011. The Global Evidence Mapping Initiative: Scoping research in broad topic areas [J]. BMC Med Res Methodol, 11(1): 90-92.

Colquhoun H L, Levac D, O'Brien K K, et al, 2014. Scoping Reviews: Time for clarity in definition, methods, and reporting [J]. Journal of clinical epidemiology, 67(12): 1291-1294.

Gough D, Thomas J, Oliver S, 2019. Clarifying Differences Between Reviews within Evidence Ecosystems [J]. Systematic reviews, 8(1): 165-170.

Katz D L, Williams A L, Girard C, et al, 2003. The Evidence Base for Complementary and Alternative Medicine: Methods of Evidence Mapping with application to CAM [J]. Altern Ther Health Med, 9(4): 22-30.

Pawson R, Greenhalgh T, Harvey G, et al, 2005. Realist Review: A new method of systematic review designed for complex policy interventions [J]. Journal of health services research & policy, 10(1): 21-34.

Snilstveit B, Vojtkova M, Bhavsar A, et al, 2016. Evidence & Gap Maps: A tool for promoting evidence informed policy and strategic research agendas [J]. Journal of clinical epidemiology, (79): 120-129.

Tricco A C, Antony J, Zarin W, et al, 2015. A Scoping Review of Rapid Review Methods[J]. BMC Med, 13(1): 220-224.

Vandvik P O, Brandt L, 2020. Future of Evidence Ecosystem Series: Evidence ecosystems and learning health systems: why bother? [J]. Journal of clinical epidemiology, 123(1): 166-170.

White H, Albers B, Gaarder M, et al, 2020. Guidance for Producing a Campbell Evidence and Gap Map [J]. Campbell Systematic Reviews, e1125.

第八章 实施科学

实施科学聚焦于如何将有效的干预方案高效转化，被喻为转化应用研究的第二阶段。就卫生政策的实施而言，它涉及优效政策方案的选择、实施条件、实施范围、实施策略和方法、实施程序、结果的监测和评价等政策落地的各个方面。

第一节 实施科学简介

一、实施科学的概念与源起

（一）相关概念

实施（Implementation）是指试图推动某个组织系统使用某种干预方案或方法的一系列程序和措施，是在某一环境中推动使用或整合有关循证干预方案的过程。实施意味着某种干预方案或方法获得吸收和接纳，是获得循证支持的决策在日常工作实践中实际应用的关键环节。在本质上，实施是与环境密切相关的社会过程，这个环境由一系列活跃的、相互作用的变量组成。

实施科学（Implementation Science），也称为实施性研究（Implementation Research），是一个新兴学科，它融合了心理学、社会学、组织行为学、管理学、政策科学、经济学、循证医学等多个学科，主要研究循证实践或新技术在传播、采用、评价、改进等环节遇到的问题。*Implementation Science* 杂志称实施科学为"以推动科学发现或循证干预方法转化为实践应用和政策的科学研究活动"。美国疾病控制与预防中心（CDC）认为：实施科学是致力于运用一系列特定策略及活动，将促进公众健康、基于循证的干预措施整合到特定环境中的系统性研究。WHO认为：实施科学是对有关实施问题的科学探寻，不仅试图理解在实施过程中哪些有效、哪些无效，更期望理解实施成功或失败的原因，以及如何取得实施成功，期望去发现促进实施的方法。美国国立卫生研究院（NIH）将实施科学定义为：研究如何促进研究结果以及基于证据的干预措施整合到卫生政策和卫生保健实践中的科学，了解作为关键变量的卫生保健专业人员和其他利益相关者在持续提取、采用和实施循证干预过程中的行为。NIH指出"实施科学"的目的在于调查和解决阻碍有效实施的主要瓶颈（例如社会性的、行为的、经济的、管理的），检验新的推动健康项目方法，以及确定干预措施及其影响之间的因果关系。

我国学者屈志勇等人对实施科学的概念做了进一步诠释，认为：实施科学是研究者为了解决循证干预方法向实践应用推广过程中面临的问题而提出的一门新兴交叉学科，其目的是研究如何使循证干预方法快速、便捷、低成本地被一线服务递送人员所掌握和采用，让目标人群更迅速地受益，让受益的人群更广，为此所开展的科学研究活动就是实施研究。

（二）实施科学的源起与发展

实施科学源起于全球医疗卫生的发展。美国学者 Chambers 认为，实施科学的发展历程可以分为五个阶段。①懵懂期（1990 年之前）：这个阶段联结实验室和实践的研究，以验证干预方案有效性为目的，关注的最终结果是发表论文、会议展示等，没有以实施、传播为目的的研究。②沉思期（1990～2000 年）：随着循证医学和循证公共卫生的兴起，英国研究者最先开始思考如何在特定的实践环境中实施科学研究成果，很多会议、报告等开始讨论实施研究及其传播。③准备期（2000～2003 年）：人们开始认识到实践环境的差异影响着干预方案的有效实施和传播，进而研究如何应对这些影响。在这一阶段，虽然部分研究人员仍在犹豫是否投入这一新的领域，但已经产生了很多相关的研究思想。④行动期（2003～2012 年）：在这期间，健康领域实施研究的数量和质量快速提升，提出了实施研究的理论框架，开发出实践关键要素的测量指标，基于实施研究理念的实证研究如雨后春笋般出现。*Implementation Science* 也在此期间开始创办。⑤维护期（2012 年之后）：实施研究虽然得到了较多认可并取得了一些成绩，但仍然是一个新兴事物，在发展历程中还面临着诸多质疑和挑战，其完善和发展还需要更多高质量的研究、更可靠的研究方法和有效的测量指标。

实施科学旨在将循证医学产生的高质量证据采用科学的方法实施，是循证医学的进一步延伸。目前，实施科学已受到国际实施学会（Global Implementation Society）、实施性研究合作协会（Society for Implementation Research Collaboration）、欧洲实施联盟（European Implementation Collaborative）等多个国际学术组织的关注。*Implementation Science* 是目前发表实施科学相关研究最多的国际期刊，创办于 2006 年，并在 2019 年推出子期刊 *Implementation Science Communications*，旨在扩大实施科学的影响。此外，目前介绍和学习实施科学的重要网站资源还有 Cochrane 有效专业实践和健康管理小组（The Effective Professional Practice and Organization of Care group，http://epoc.cochrane.org）和美国国家实施科学网络（National Implementation Research Network，https://nirn.fpg. unc.edu/about-us）。

自实施科学兴起，多国学者对其理论进行探索，据统计已达百种。我国研究者陈文嘉等撰文《实施科学理论的分类与介绍》，系统总结了41个实施科学理论，并进行了分类介绍，包括经典理论和实施科学框架模型（图8-1），可为开展实施研究、评价实施结局等提供参考。

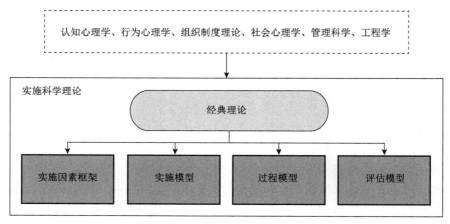

图 8-1　实施科学理论的发展与分类

资料来源: 陈文嘉，徐东，李慧，等. 实施科学理论的分类与介绍[J]. 中国循证医学杂志, 2020, 20(8): 986-992

二、实施科学在卫生决策中的应用

自"沉思期"以来，尽管实施科学的思想逐步被公共卫生领域的决策实践所关注和探索，但仍有大量新的、有利于改善人群健康福祉的高质量证据没有被广泛转化应用。例如，获得证据支持的抗逆转录病毒疗法（ART），不仅能够有效地抑制艾滋病患者病情的发展，而且能极大地降低艾滋病在人群中的传播，但这只有少数发达国家应用，大部分艾滋病患者不能获益；浸药蚊帐（Insecticide-treated Nets，ITNs）可以预防疟疾，但2002年撒哈拉沙漠以南的28个国家中，只有不到10%的儿童在浸药蚊帐中睡觉。有研究指出，新证据需经平均17年的时间才能得到转化利用，而最终被广泛采用的仅有一半。

为了解实施科学在公共卫生决策中的应用，本书编者对实施科学在公共卫生领域的相关研究做了初步调查分析。以 Web of Science 为例，主题检索"implementation science" AND "public health"，截至2021年8月30日已有706条文献记录。其中，第一篇相关研究发表于2006年，题名为 *Strategies for Promoting Organizational and Practice Change by Advancing Implementation Research*；自2015年研究数量呈现快速增长的趋势，近五年的发表量为550篇。这些文献涉及的研究方向主要有卫生保健科学服务（523篇）、公共环境职业卫生（460篇）、心理学（244篇）、行为科学（210篇）、感染性疾病（186篇）、社会科学（122篇）等；根据作者参与情况，居于前五位的国家为：美国（504篇）、英国（67篇）、澳大利亚（65篇）、加拿大（61篇）、南非（31篇）。

第二节 实施科学的研究设计及方法

实施研究主要通过识别实施问题、识别实施决定因素、制定实施策略、反馈与评估实施、改进与可持续发展五个核心步骤实现。对于卫生政策的实施，需要考虑优效政策方案的选择、实施条件、实施范围、实施策略和方法、实施程序、结果监测和评价等环节。研究人员及实施人员可以通过定性、定量和混合方法来确定这些环节的影响因素及变化。

一、定性研究

定性研究（Qualitative Research）是一种描述性分析方法。在社会学科中，它被定义为：根据社会现象或事物所具有的属性和在运动中的矛盾变化，从事物的内在规定性来研究事物的一种方法或角度。相比于定量研究，定性研究是对事物性质的研究，更关注于研究对象认知、态度及行为发生发展的过程，通过对研究对象个体的资料进行归纳总结，从总体上掌握研究对象的规律和特征，并不依赖于对数据的统计推断。定性研究方法可用于识别实施问题，帮助确定实施过程中的决定要素，了解实施方案的可行性等。例如，定性研究就可以用于在儿童学校早餐计划的实施中，对民众意愿、主要实施问题、关键影响因素及相关建议的调查和分析。

目前，定性研究方法包括历史法、个案法、观察法、民族志法、调查法、访谈法等。其中，参与式观察方法较为常用，不仅可以观察到研究对象的动因、态度等，而且通过研究者的参与可以获得特定环境中更为真切的感受。在实施研究中，通常使用参与式观察和深度访谈获得第一手资料。

二、定量研究

定量研究（Quantitative Research），又称为量化研究，通过特定研究对象的总体得出统计结果，用于发现研究事物的一般规律并做出普遍性的解释。与定性研究相比，定量研究的方法更为多样，例如应用线性回归模型、分类数据分析、生存分析（或事件史分析）、空间数据分析、多元数据分析、分层分析、纵向分析、路径分析、结构方程模型、系统动态学、贝叶斯方法、队列分析、马尔科夫链、势分析等。

广义而言，定量研究的类型主要有调查研究和实验研究两种。在医药卫生领域，根据数据来源、是否采用随机化设计及是否进行干预等，定量研究的研究设计可分为原始研究和二次研究。原始研究包括了观察性设计、随机对照设计、准试验设计、干预优化设计和混合设计；二次研究设计为 Meta 分析。在实施科学中，这些研究设计可以支持循证实践的效果监测及评估，从而开发新的研究证据。

2020 年，谢润生等研究者在《医疗卫生领域中实施科学的研究方法》一文中提出了医疗卫生领域实施研究的五种研究设计，分别为阶梯设计（Stepped-Wedge Design, SWD）、效果–实施混合设计（Effectiveness-Implementation Hybrid Design, EIHD）、准试验设计（Quasi-experimental Designs, QED）、多阶段优化策略（Multiphase Optimization Strategy, MOST）和多重方案随机序贯试验（Sequential Multiple Assignment Randomized Trial, SMART）。表 8-1 呈现了这五种研究设计的内涵及特点，其中 EIHD 主要是从研究目的出发，兼顾临床效果和实施效果的检验；MOST 主要是从研究流程出发，通过三个阶段开展实施研究。

表 8-1　医药卫生领域实施研究的常用研究设计

研究设计	内涵	特点	应用
SWD	一种特殊的群组随机对照试验设计，各群组在不同的时间点实施干预，最终所有组都将接受干预，不需设置专门的对照组，既做到平行随机对照，又避免了伦理学问题	通常不设置专门的对照组，随着试验的进行，各个组都将接受干预；各个组不在同一时间，而是按照随机的顺序相继接受干预	适用于评价"利大于弊"的干预措施，尤其适用于当资源受限时需要分阶段实施干预措施的情况
EIHD	一种既注重评估干预效果又注重实施的试验设计，可同时评估干预措施的效果和实施策略。研究者在试验设计过程中可基于 PRECIS-2（pragmatic- explanatory continuum indicator summary）工具综合考虑试验的解释性和实用性程度，避免试验设计与预期目的不符	从临床试验开始，首先确定在可控制条件下实施的干预是否有效，然后再继续进行如整群 RCT 等设计，从而确定在真实世界环境中引入干预的最佳方式	主要分为 3 型：Ⅰ型混合试验设计主要测试干预措施对健康结局的影响，同时观察和收集关于实施情况的信息；Ⅱ型混合试验设计涉及对干预措施和实施策略的双重测试；Ⅲ型混合试验设计主要使用干预措施的采用率和保真度来测试实施策略
QED	不需要采用随机化的方法来分配被试，但能够严格地操纵自变量和控制无关变量，适合更广泛的研究目的，研究设计有中断时间序列分析、回归不连续设计、回归点位移设计等	能充分利用纵向数据的信息，考虑干预前指标的发展趋势，并且一般不受恒定混杂因素的影响	在研究条件限制而不能采用随机分组或设立平行对照时使用，用于探索干预措施的效应是否显著大于潜在时间趋势，评价干预措施效果
MOST	由筛选、优化、验证 3 个阶段组成，构建、优化和评估多因素干预措施	通过规范化阶段策略，在正式进行随机对照研究之前形成高质量多因素干预方案	用于识别干预措施的有效要素，及识别获得最优结果时每个要素的水平（剂量）
SMART	在每一个阶段，所有参与者都被随机分配到一个干预方案中	通过多次随机分配参与者，研究者可将多种干预措施嵌入研究中并评估其在不同阶段的效果，从而制定出最佳的决策规则与方案	专为建立随时间变化的适应性干预措施而开发的多阶段随机试验设计

资料来源: 谢润生, 徐东, 李慧, 等. 医疗卫生领域中实施科学的研究方法[J]. 中国循证医学杂志, 2020, 20(9): 1104-1110

三、混合方法

混合方法研究（Mixed Methods）是将定量研究与定性研究有机结合的第三类研究方法，可以帮助研究者解决一些单用定性或定量方法无法完整、合理、全面解释的问题。由于实施研究考虑的问题更为复杂，定性研究或定量研究可能只能回答某一方面的问题，因此在制订研究方案时通常考虑采用混合方法研究。研究人员需要根据实施研究问题及研究目的选择恰当的方法组合。

第三节　实施研究的报告规范

实施研究的报告规范是撰写实施研究报告的指导性文件和参考依据，也是实施研究报告质量的重要评价标准。为规范和提高实施性研究的报告质量，促进实施科学的发展，Pinnock 等学者基于 Delphi 法和专家共识研发了实施性研究报告规范（Standards for Reporting Implementation Studies，StaRI），并于 2017 年在 *BMJ* 正式发表。我国研究者邢唯杰等对 StaRI 进行了解读，并于 2019 年 1 月在《中国循证医学杂志》发表。

StaRI 中包含 27 个条目，分为 8 个部分，即：①题目（title，条目 1）；②摘要（abstract，条目 2）；③引言（introduction，条目 3、4）；④目的（aims and objectives，条目 5）；⑤方法，包括描述（description，条目 6~10）和评价（evaluation，条目 11~16）两方面；⑥结果（results，条目 17~24）；⑦讨论（discussion，条目 25、26）；⑧通用信息（general，条目 27）。具体条目信息及说明见表 8-2。

表 8-2　实施性研究的 StaRI 报告规范

条目	编号	实施方法：促进干预实施的策略	干预方法：被实施的干预措施
题目	1	体现本研究是一项实施性研究，并描述所使用的方法学	同左
摘要	2	体现本研究是一项实施性研究，描述拟评估的实施方法，拟实施的干预措施，定义关键的实施结局评价指标和健康结局评价指标	同左
引言	3	拟实施的干预旨在解决卫生保健中存在的哪些问题、挑战或不足	同左
	4	拟采取的实施方法的科学背景和理论基础（包括任何理论、框架、模型，实施方法能够发挥作用的依据，任何预实验）	拟实施的干预措施的科学背景和理论依据（包括有效性的证据及能够发挥作用的依据）
目的	5	研究目的，并分别阐述实施目标和干预目标	同左

续表

条目	编号	实施方法：促进干预实施的策略	干预方法：被实施的干预措施
方法	6	研究设计及其主要特征（可交叉参照其他合适的方法学报告标准），及研究计划发生的任何变化及原因	同左
	7	实施干预的情境（应考虑可能影响干预实施的社会、经济、政策、卫生保健、组织机构中的障碍和促进因素）	同左
	8	实施场所的特征（如位置、人员、资源等）及入选标准	干预针对的人群及入选标准
	9	对实施方法的描述	对干预措施的描述
	10	描述为了附加研究任务和/或嵌套研究的亚组招募方法	同左
评价	11	确定实施方法的预期主要结局和其他结局，以及相应的评估方法；记录任何预先确定的目标	根据需要确定干预措施的预期主要结局和其他结局，以及相应的评估方法；记录任何预先确定的目标
	12	报告实施方法的过程评价指标和结局，以解释其能发挥预期效果的机制	同左
	13	实施方法的资源使用、成本、经济结局及分析方法	干预措施的资源使用、成本、经济结局及分析方法
	14	样本量的合理性（根据情况报告样本量计算方法、预算限制、实际考虑、数据饱和度等）	同左
	15	分析方法及选择原因	同左
	16	任何预先设定的亚组分析方法（如多中心研究的不同中心之间，不同的临床特征或人口学特征群体之间），或者嵌套研究的亚组之间	同左
结果	17	实施对象的数量及特征	干预对象的数量及特征（如适用）
	18	实施方法的主要结局和其他结局	干预措施的主要结局和其他结局（如适用）
	19	实施方法相关的过程数据，以反映其能够达到预期效果的原因	同左
	20	实施方法的资源使用、成本、经济结局分析	干预措施的资源使用、成本、经济结局分析
	21	亚组结果及其代表性，包括被招募到嵌套研究中的亚组结果（如有）	同左
	22	实施方法与研究计划的一致性，及为了适应情境和偏好做出的调整	核心干预措施与计划的一致性（如有测量）
	23	可能影响结局的情境变化（如有）	同左
	24	各组中的任何重要伤害或意外影响	同左

续表

条目	编号	实施方法：促进干预实施的策略	干预方法：被实施的干预措施
讨论	25	结果汇总、优势、局限性、与其他研究的对比、结论和对实践的影响	同左
	26	讨论实施方法（特别是可推广性）对政策、实践和后续研究的影响	讨论干预措施（特别是可持续性）对政策、实践和后续研究的影响
通用信息	27	包括各项批准声明，如伦理审批、数据保密、主管部门批准信息、试验或研究注册信息（是否可提供研究计划书）、研究资助信息、利益冲突等	同左

资料来源：邢唯杰，朱政，胡雁，等. 实施性研究的报告规范(StaRI)解读[J]. 中国循证医学杂志，2019, 19(1): 97-101

参 考 文 献

陈文嘉，徐东，李慧，等，2020. 实施科学理论的分类与介绍[J]. 中国循证医学杂志，20(8): 986-992.

戴晓晨，陈滢滢，黄奕祥，2016. 实施科学：一门值得卫生管理研究者高度关注的新兴学科[J]. 中国卫生管理研究，(1): 159-174, 201.

鲁春丽，曹卉娟，徐东，等，2020. 实施科学产生的背景、概念和国内外发展近况[J]. 中国中西医结合杂志，40(11): 1378-1380.

屈智勇，郭帅，张维军，等，2017. 实施科学对我国心理健康服务体系建设的启示[J]. 北京师范大学学报(社会科学版), (2): 29-36.

翁瑛丽，2020. 脑卒中吞咽障碍康复护理循证实践方案的实施研究[D]. 上海：中国人民解放军海军军医大学.

谢润生，徐东，李慧，等，2020. 医疗卫生领域中实施科学的研究方法[J]. 中国循证医学杂志，20(9): 1104-1110.

邢唯杰，朱政，胡雁，等，2019. 实施性研究的报告规范(StaRI)解读[J]. 中国循证医学杂志，19(1): 97-101.

张秋雯，庞冬，胡嘉乐，等，2021. 实施性研究综合框架（CFIR）的构成要素解读[J]. 中国循证医学杂志，21(3): 355-360.

赵俊强，2018. 脑卒中吞咽困难识别与管理循证实践项目的持续质量改进：一项实施性研究[D]. 北京：北京中医药大学.

赵俊强，2020. 引入复杂科学理念，推动实施科学研究范式的多样化[J]. 医学新知，30(5): 364-375.

Brownson R C, Colditz G A, Proctor E K, 2017. Dissemination and Implementation Research in Health: Translating Science to Practice, Second Edition[M]. New York: Oxford University Press.

Damschroder L J, Aron D C, Keith R E, et al, 2009. Fostering Implementation of Health Services

Research Findings into Practice: A consolidated framework for advancing implementation science[J]. Implementation Science, 4: 50.

Eccles M P, Mittman B S, 2006. Welcome to Implementation Science[J]. Implementation Science, 1(1): 1-3.

NIH. Implementation science news, resources and funding for global health researchers[EB/OL]. [2021-04-11]. https://www.fic.nih.gov/ResearchTopics/Pages/ImplementationScience.aspx.

Peters DH, Adam T, Alonge O, et al, 2013. Implementation Research: What it is and how to do it[J]. BMJ, 347: f6753.

Peters D H, Tran N T, Adam T, et al, 2013. Implementation Research in Health: A Practical Guide[M]. Switzerland: WHO Document Production Services.

Pinnock H, Barwick M, Carpenter C R, et al, 2017. Standards for Reporting Implementation Studies (StaRI) Statement[J]. BMJ, 356: i6795.

Proctor E K, Landsverk J, Aarons G, et al, 2009. Implementation Research in Mental Health Services: An emerging science with conceptual, methodological, and training challenges[J]. Adm Policy Ment Health, 36(1): 24-34.

Rabin B A, Brownson R C, Haire-Joshu D, et al, 2018. A Glossary for Dissemination and Implementation Research in Health[J]. Journal of Public Health Management and Practice,14(2):117-123.

Wensing M, 2015. Implementation Science in Healthcare: Introduction and perspective[J]. Z Evid Fortbild Qual Gesundhwes, 109(2): 97-102.

Woolf S H, 2008. The Meaning of Translational Research and Why It Matters[J]. JAMA, 299(2): 211-213.

第九章　卫生技术评估

从宏观角度来看，卫生技术评估的发展需要建立广泛合作的卫生技术评估机构和工作机制，满足多层次决策的需求；需要建立规范的卫生技术评估工作的程序，加强评估过程及评估结果的公开和透明性；需要将技术的社会价值与科学价值相结合；需要根据技术特点不断创新评估方法；同时注重卫生技术评估结果的传播与应用。

第一节　卫生技术评估简介

一、卫生技术评估的概念与源起

（一）相关概念

卫生技术评估（HTA）的定义尚未统一。2021 年，WHO 发表的《卫生技术评估机制制度化的指导》一文中，对卫生技术评估的定义为："系统地评价卫生技术和干预措施的特性、效果和/或影响。"它既包括卫生技术和干预的直接和预期后果，也包括它们的间接和非预期后果。该方法用于为卫生保健的决策提供信息，特别是关于如何更好地将有限的资金分配给卫生干预措施和技术。评估由跨学科小组利用明确的分析框架进行，利用临床、流行病学、卫生经济学及其他学科的方法。卫生技术评估的应用较为广泛，如将新药纳入报销计划、推出广泛的公共卫生方案（如疫苗接种或癌症筛查）、确定卫生保健的优先事项、遴选能产生最大健康效益和物有所值的卫生干预措施、根据成本效益为药品和其他技术定价、制定临床指南等。

2020 年，由国际卫生技术评估机构网络(The International Network of Agencies for Health Technology Assessment, INAHTA ）和国际卫生技术评估机构（Health Technology Assessment International, HTAi ）共同领导的国际联合任务组，结合卫生技术"生命全周期"的特点，提出了卫生技术评估的新定义，备受国际关注，即"卫生技术评估是一个多学科的过程，它使用明确详细的方法来确定卫生技术在其生命周期中不同阶段的价值，目的是为决策提供信息，以促进公平、有效和高质量的卫生体系"。基于该定义，INAHTA 和 HTAi 提出了四个要点：①卫生技术是为预防、诊断或治疗疾病而开发的干预措施，其应用目的是促进健康、提供康复或组织医疗服务，卫生技术包括医疗检测技术、医疗器械、药物、疫苗、医疗学信息系统和医疗技术程序等。②卫生技术评估的过程是正式、系统且透明的，并使用最新方法来考虑最佳的可用证据。③可通过与现有替代方案相比来调查卫生技术的预期和非预期后果，从而评估卫生技术的价值范围。评估维度通常包括临床有效性、安全性、经济性、社会伦理性、文化和法律问题、组织和环境方面，以及对患者、亲属、护理人员和其他人群的广泛影响等。总价值可能会因为所采取的观点，所涉利益相关者以及决策环境而有所不同。④卫生技术评估可以应用于卫生技术生命周期的不同阶段，即在上市前、市场批准期间、上市后直至对卫生技术进行投资之前。

传统意义上的卫生技术评估包括医疗卫生技术的特性、安全性、有效性、经济性或影响，以及社会伦理和公平性。其中，安全性和有效性是技术评估的重要内容，一旦卫生技术存在安全性和有效性问题，便无须评估其他方面的问题。如果安全性和有效性很好，则可进一步评估经济性和社会适应性。根据评估的阶段和目的，卫生技术评估包括对未来技术的前瞻性评价、对已采用新技术的技术寿命早期与晚期的安全性、有效性及广泛使用后的评价、对已过时的卫生技术进行淘汰性的评价等。评估过程中通常至少包括两部分核心内容：①对已发表和未发表文献的系统评价或 Meta 分析；②经济学评价。

1. 技术特性　包括技术的构成、生产、耐受性、可靠性、操作难易度和维护、绩效特征与技术设计一致性等。

2. 安全性　安全性评估是卫生技术评估的首要内容。安全性是指在特定环境下，患病个体接受某种医疗卫生技术后出现不良反应或健康受损害的概率和严重程度。如果一项卫生技术的风险被医生、病人、社会及相关决策者所接受，那么这项技术就可以认为是"安全"的。安全性评价主要包括医疗卫生技术的副作用、致残、致死情况等，其评估数据主要来源是临床试验及各种观察性研究（尤其适合发现副作用大的卫生技术）。需要注意的是，安全性评估需要评估者区分卫生技术产生不良影响的时限（长期还是短期）及其原因（是否由使用不当引起）。

3. 有效性　有效性评估亦可称之为卫生技术的功效和效果。有效性评估是在医疗卫生技术安全性评估的基础上进行的评估。一般是指使用该医疗设备后，对某一特定的疾病患者带来的收益或效果。有效性通常用一个到多个健康结果的改善作为测量依据，其评价的数据同样可来源于临床试验及各种观察性研究。系统评价则是评估效果和功效的重要方法，因为高质量的系统评价包括了有关卫生技术效果评估的所有信息。根据 Cochrane 协作网的原则，有效性评估的方法是对已完成的随机对照试验实行系统评价。

4. 经济性　经济性包括该技术的微观经济影响和宏观经济影响。卫生技术的微观经济特性主要包括卫生技术所使用的资源数量、成本、价格支付和补偿水平，以及成本效果或成本效益。卫生技术的宏观经济特性主要指从公共付费方角度考虑，推广使用该技术可能带来的卫生资源配置和预算影响。卫生技术的经济性评价方法主要有成本分析、最小成本分析、成本–效果分析、成本–效益分析和成本–效用分析等。

5. 社会伦理和公平性　社会伦理和公平性主要评价卫生技术在政治、经济、文化、伦理和道德等方面的作用和影响，其焦点在于社会价值、知情同意、收益–风险比、公正性等方面。医疗卫生技术的发展符合了这些方面的发展要求即具备社会适应性。卫生技术对社会发展引起的系列变化，如对社会活动、传统观念、伦理学及法律法规等方面的影响，则称之为社会影响。卫生技术评估的执行和分析过程中需要考虑伦理、公平性等问题。

（二）卫生技术评估的源起

卫生技术评估最早兴起于美国，已经历半个世纪的发展历程。1967 年卫生技术评估的词汇首次出现在美国国会；1972 年美国国会颁布了技术评估法案并建立了技术评估办公室（Office of Technology Assessment, OTA）；1973 年 OTA 首次进行了卫生技术评估；1976 年 OTA 提交了第一份卫生技术评估报告。1980 年以后，丹麦、荷兰、瑞典等国家也陆续开展了卫生技术评估工作。1990 年，法国、英国、加拿大、澳大利亚先后成立了国家卫生技术评估组织与机构，为卫生技术的开发、应用、推广与淘汰提供科学、可靠的依据。

我国于 20 世纪 80 年代引入卫生技术评估的概念；1994 年，卫生部（现国家卫生和计划生育委员会）第一家医学技术评估中心在原上海医科大学（现复旦大学上海医学院）成立；随后又在浙江（浙江大学生物医学工程技术评估研究中心）和北京（北京医科大学的医学伦理研究中心）成立了两个卫生技术中心；1997 年，卫生部在原华西医科大学（现四川大学华西医学中心）成立了我国首家循证医学中心。除此之外，我国从事卫生技术评估工作的机构还有上海市卫生技术评估研究中心、国家卫生健康委员会卫生发展研究中心、中国人民大学卫生技术评估与医药政策研究中心、兰州大学卫生技术评估中心等。

卫生技术评估逐渐被世界所接受，越来越多的国家开展卫生技术评估工作。卫生技术评估的程序和方法也趋于科学、标准和透明。开展广泛性国际合作的卫生技术评估项目受到鼓励和支持。国际卫生技术评估协会（International Society of Technology Assessment in Health Care, ISTAHC）成立于 1984 年，是一个以推广卫生技术评估为目的的全球范围的非营利性学术机构（http://www.istahc.org）。到 1998 年底，已有 40 多个国家的 1 100 多家研究机构和个人加入 ISTAHC，出版了

《国际卫生技术评估杂志》（*International of Journal of Technology Assessment in Health Care*）作为会刊，ISTAHC 已在一些国家采用不同语言举办学习班或通过远程教育帮助其建立卫生技术评估网络。国际卫生技术评估机构网络（INAHTA）建立于 1994 年，拥有 34 个成员机构，旨在帮助成员机构确定共同的评估课题，统一评估报告的结构、定义、分析及推广结论的方法，建立包括成员、机构、评估报告的数据库，发展和保持与其他机构的合作关系（https://www.inahta.org/）。此外，加泰隆卫生技术评估和研究机构（Catalan Agency for Health Technology Assessment and research, CAHTA）也是国际上较为活跃的卫生技术评估合作中心之一。

二、卫生技术评估在卫生决策中的应用

有效应用卫生技术评估可降低卫生技术的价格，促进医疗资源的公平获得及人群健康改善，提供有效的决策信息，以及避免医疗资源的浪费。随着卫生技术评估理念的快速传播，其在卫生决策中的应用更加广泛，包括医疗保险支付范围及支付水平的确定，卫生技术价格政策制定，新医药技术预警扫描及准入管理，重点适宜技术投入、筛选、推广、应用等方面，其中主要应用包括以下两个方面。

（一）卫生技术评估在新技术准入管理中的应用

基于卫生技术评估的准入监管策略是新技术准入管理方式之一。鉴于新医疗技术存在一定的风险和效果的不确定性，采用卫生技术评估的方法，依据现有证据确定推荐使用或禁止使用，并对技术实施管理至关重要。如英国国家卫生与临床优化研究所（NICE）主要负责制定医疗服务和技术应用的指南，包括医药技术评估指南、临床操作指南、公共卫生指南、干预评估指南、医疗技术指南和诊断指南等 6 类，同时基于指南构建了淘汰技术数据库。英国国家医疗服务体系（NHS）在 NICE 指南推广应用过程中，采取综合手段，将诊治技术规范、实施监管、绩效考核和支付等综合使用，确保准入技术的有效使用。

国际上，多数国家都进行药物、医疗设备的有效性与安全性管理。欧盟的 15 个成员国正在发展一个药品与设备管理的通用模式。在该方案中，卫生技术评估，特别是技术性评估，对技术的市场决策起关键作用。澳大利亚是利用技术评估信息进行决策的典型。澳大利亚对新药品的评估过程包括：①制药厂商提供全面药品相关资料，包括药品的化学成分，质量控制、动物与人身上的功效与安全性资料等；②卫生和家庭服务部进行详细评估；③澳大利亚药物评估委员会提出意见；④最终决定是否将药品投向市场。

（二）卫生技术评估在医保决策中的应用

基于卫生技术评估制定医保报销目录的方法已在国际医保政策中广泛使用。虽然各国的卫生体系及其制度有所差别，医保报销策略和框架亦不同，但多数国家正逐步将卫生技术评估用于医保报销目录的准入制定中。在我国，2020 年 7 月 30 日公布的国家医疗保障局第 1 号令《基本医疗保险用药管理暂行办法》中提到"国家医疗保障经办机构按规定组织药物经济学、医保管理等方面专家开展谈判或准入竞价。其中独家药品进入谈判环节，非独家药品进入企业准入竞价环节。谈判或者准入竞价成功的，纳入《药品目录》或调整限定支付范围；谈判或者准入竞价不成功的，不纳入或调出《药品目录》，或者不予调整限定支付范围"。在上述过程中，企业需要按规定提交药品的有效性和安全性评价、成本–效果分析、预算影响分析等药物经济学资料，国家医疗保障经办机构根据协议期内医保基金实际支出与谈判前企业提交的预算影响分析进行对比，按相关规则调整支付标准。这些要求充分体现了卫生技术评估和药物经济学在医保决策中的重要性。

第二节　卫生技术评估的方法

一、卫生技术评估的方法与设计

卫生技术评估的方法和评估标准在国家间和机构间差异较大，但其基本流程相似，基本方法可互相借鉴。卫生技术评估所使用的具体方法和设计往往受到评估目的和内容、数据来源和可得性的影响。结合循证医学、临床流行病学和卫生经济学的方法与设计，常用于卫生技术评估的方法可归纳如图 9-1 所示。

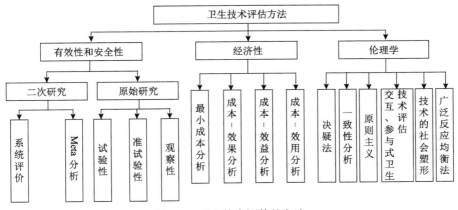

图 9-1　卫生技术评估的方法

（一）有效性和安全性评估方法

1. 系统评价和 Meta 分析　　系统评价（SR）是一种全新的文献综合方法，它与传统文献综述相比最大的特点在于：①系统检索此前所有相关文献，按照确定的流程尽可能找出此前所有相关文献，再按事先确定的纳入排除标准纳入符合条件的文献；②严格评价，按照事先制定的标准和流程评价纳入研究的偏倚风险。最终从海量同类信息中筛选、评价、整合最佳信息。这种方法不仅可用于临床研究，也可用于基础研究、经济学研究、政策理论等其他领域。

2. 原始研究　　根据评估人员在评估中是否采取干预措施，以及评估中受试对象是否被随机化分组，卫生技术评估设计可分为试验性、准试验性、观察性评估设计三大类。采用的研究设计不同，所产生的证据的可靠性也不相同。一般认为，前瞻性研究设计优于回顾性研究；试验性设计优于观察性研究；设置对照组的研究设计优于无对照组的设计；同期对照组设计优于历史对照组设计；内部对照组设计优于外部对照组设计；随机设计优于非随机设计；大规模的研究优于小规模研究；盲法设计优于非盲法设计；PICO 清楚的设计更为可靠等。

试验性评估设计（Experimental Assessment Design）是将试验对象随机化分组，且试验中由研究者主动施予干预（被评估的卫生技术），其主要特点是随机化分组，使试验组和对照组的非试验因素基本均衡，尽量减少和避免混杂因素，保证统计结论的准确性。试验性评估设计又可划分为临床试验设计和社区干预研究设计。

准试验性评估设计（Quasi-experimental Assessment Design）是试验对象未进行或不能进行随机化分组，但试验因素（被评估的卫生技术）的给予由研究者确定，而不是由自然状态下的观察确定。例如，在一个学校实施教育干预研究，研究者未随机选取试验对象（班级）和随机将试验对象分入试验组和对照组，而是根据学校的实际情况和可操作性，选择一个班级为试验组，选择另一个条件可比的班级为对照组，由研究者确定教育干预措施或策略，进行教育干预研究，比较两组的教育干预效果。

观察性评估设计（Observational Assessment Design）的处理因素（被评估的技术）不由研究人员给予，而是在实施评估前已在医疗服务市场中应用的，评估对象也未进行随机化分组，是在自然暴露状态下通过合理地设置对照组，比较和分析处理因素（被评估的技术）的作用及大小。常用观察性评估设计方法有案例研究、现况研究病例对照研究和队列研究。

（二）经济性评估方法

经济性评估的主要方法包括成本分析、最小成本分析、成本-效果分析、成本-效益分析和成本-效用分析。评估方应当根据评估中干预措施的特点、数据的可获得性，以及评价的目的与要求选择适当的评估方法。在条件许可时，建议优先考虑成本-效用分析或成本-效益分析，也可以采用成本-效果分析、最小成本分析或成本分析，但应当说明其理由。评估方可同时采用两种或两种以上的方法进行评估，或者以一种方法为主，联合其他方法进行评估，并比较和分析各种评估方法所得结果间的差异。无论采用何种经济学评价方法，都必然基于对数据的统计分析。数据的统计分析可以是简易的描述性分析，也可以是较复杂的模型分析，需要根据研究的数据和条件而定。模型分析有多种形式，其中的两大类包括：决策树模型和计量经济模型。决策树模型是指通过对研究变量间的特征关系（如逻辑关系、数量关系或因果关系等）的经验观察和认知，建立变量间逻辑关系的模型框架，进而根据各种数据对模型进行赋值和量化分析。计量经济模型主要是通过对原始数据的统计回归分析，直接估计变量函数关系的参数，也就是不同药物治疗的成本效果之差的区间估计值。构建经济学决策树模型应当遵循一些基本规范，特别重要的是对模型的假设、结构和参数来源进行详细说明，并尽量解释其合理性。在分析过程中，由于地区或背景差异造成的治疗方式的差异性，应进行敏感性分析或情境分析处理；由于患者异质性造成的差异性，应当在研究设计阶段将患者划分为更小的同质性亚组进行处理。

卫生技术经济性评估的基本步骤通常包括：理清研究问题、明确研究目的、选择研究角度、设计研究方案、确定评价方法、收集指标数据、统计分析、敏感性分析和预算影响分析。研究角度应当根据研究目的而定，包括全社会角度、医疗保险角度、患者角度、医疗机构角度和雇主角度等。不同的研究角度对应不同的投入和产出，在同一项评估工作中应保持研究角度的一致。

1. 成本分析　成本分析是对各备选方案的总成本进行比较。由于没有将健康产出纳入比较，该方法属于部分评估。由于不能提供卫生技术临床产出评估的信息，该方法仅可作为完整评估的中间过程。如果单独使用成本分析，则应当尽可能进行全成本分析，需要强调成本的全面性，包括隐性成本，加大成本分析的力度。

2. 最小成本分析　当有证据显示待评估卫生技术与对照技术的重要临床产出（如疗效和安全性）相同或很类似时，可选择最小成本评估方法来比较评估和对照的成本。成本最小的技术一般会在卫生决策中优先考虑。

3. 成本－效果分析　成本-效果分析是一种以临床效果为产出指标，比较两种以上卫生技术的成本和效果差别的经济学评估方法。成本-效果分析结果通常以获得单位健康效果的成本（成本/效果）和增加单位健康效果所需增加的成本（增加的成本/增加的效果）表示，后者又称增量成本-效果比。效果常采用临床指标，如理化指标（血糖、血压等）、发病率（心肌梗死、脑卒中等）、治愈率、死亡率、抢救的患者数和延长的生命年等，尽量选择或用模型转换成临床相关终点指标。成本-效果分析结果通常以比值小的方案作为决策中优先考虑的方案。成本效果分析的优点是：任意产出单位都可以使用。存在的缺点是：当两个比较方案选用不同的健康产出测量量纲时，就会导致决策者无法决策，难以实现不同技术之间的比较。

4. 成本－效益分析 成本－效益分析主要用货币形式表现卫生技术干预结果的价值，即卫生技术干预所获健康结果的一种货币测量。从理论上来说，成本－效益分析直接建立在福利经济学理论基础之上，其评估结果可直接支持决策者的相关卫生决策。但是，成本－效益分析中将健康产出货币化的方法主要是意愿支付法，该方法仍然处于发展之中，方法学上并未达成广泛一致。成本－效益分析的结果建议以净效益方式报告。在分析和报告中需要解释健康产出转换成货币值采用的所有步骤，并使用敏感性分析验证主要假设。当治疗方案的产出难以采用质量调整寿命年（Quality-adjusted Life Years, QALYs）或其他任何单个效果指标测量时，或者当治疗方案对病人的影响主要体现在过程产出时，可以单独采用成本－效益分析。

5. 成本－效用分析 成本－效用分析适用于临床产出指标不同的不同卫生技术之间的比较，产出的评估通常采用QALYs和伤残调整生命年（Disability-adjusted Life Years, DALYs）来表示。成本－效用分析在产出评估方面既考虑了治疗技术给患者带来的生存时间的影响，也考虑了治疗技术给患者带来的生存质量方面的影响。对生存质量的评估包含了患者生理、心理和社会功能方面，因此该评估方法更为全面。成本－效用分析尤其适用于慢性疾病治疗方案的经济性评估。

（三）伦理学评估方法

伦理学评估是卫生技术评估的核心内容之一，但并非所有卫生技术评估都会涉及伦理学评估。原因是：除时间因素的限制外，迄今对卫生技术的伦理学评估尚未形成统一的方法学指南或标准，仅少数国家和地区出台了本国或本机构开展卫生技术评估所遵循的伦理学评估指南。根据国际卫生技术评估机构网络（INAHTA）与欧洲卫生技术评估网络的调查结果，在前期卫生技术的伦理学评估中使用过的方法有：①决疑法；②一致性分析；③原则主义；④交互、参与式卫生技术评估；⑤技术的社会塑形；⑥广泛反应均衡法等。决疑法是将存在伦理争议的问题与已被妥善解决的相关或相似案例进行对比。一致性分析是从不同水平对伦理争论、价值观念和理论，用一系列逻辑连贯的参数进行一致性检验。原则主义是利用社会对于某一道德问题的基本原则解决问题。交互、参与式卫生技术评估是在评估中纳入各方利益相关者，从而提高评估结果的有效性。技术的社会塑形是阐明某一技术与社会的关系，强调如何按照社会利益最大化原则对技术进行塑造。广泛反应均衡法是在普遍伦理原则和特殊判断之间寻找平衡。

二、卫生技术评估的基本步骤

不同评估机构在评估不同卫生技术时，选择的评估范畴、评估方法和标准存在着一定差别，但基本评估流程相似，多数遵循 9 个基本步骤（图 9-2）。

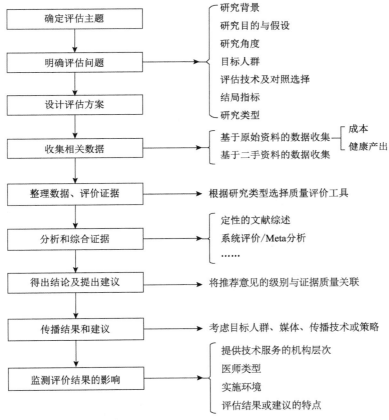

图 9-2　卫生技术评估的基本步骤

（一）确定评估主题

根据卫生实践的需求，国家级评估中心下设的专家咨询委员会通常采用多技术评估、单一技术评估或者快速追踪评估方法对卫生技术评估主题进行遴选，并最终协助决策部门确定具有较大健康影响的问题领域（新药或新技术）。遴选评估题目时可以参考以下标准：①该技术能否使卫生服务体系获得巨大的健康效益？②该技术是否对其他卫生相关决策（如减少卫生不公平性）产生重大影响？③该技术是否对卫生资源利用产生较大影响？④该技术是否存在地方差异性？

（二）明确评估问题

卫生技术评估所要解决的具体问题可借鉴循证医学 PICOS 要素设计，主要包括研究背景、研究目的与假设、研究角度、目标人群、评估技术及对照选择、结局指标、研究类型等内容。除主要研究问题外，也可包括次要研究问题，如干预对不同亚组的影响或不同治疗方式（单一技术和联合技术）造成影响的差异等。

1. 研究背景　研究背景提供如下信息：相关疾病的流行病学概况及其经济负担，主要干预手段及其效果，国内外关于相关干预的卫生技术评估现状（基本结论和尚存的问题），以及本研究的价值（必要性和重要性）等。

2. 研究目的与假设　研究者应当明确提出卫生技术评估的主要研究目的和待证明的假设，假设应当以可回答的方式提出。

3. 研究角度　研究者应根据研究目的和报告对象明确研究角度，主要包括全社会角度、医保方角度、雇主角度、医疗提供者角度、患者角度等。尤其在经济性评估过程中，应当自始至终坚持研究角度的一致性，一旦研究角度确定，研究设计、分析方法、成本和效果的测算等一系列评估过程也就随之确定下来。在不同的研究角度下，成本的范围和估计、效果指标及计算都有很大差别。

4. 目标人群　研究需要明确评估技术的适用人群，纳入标准及排除标准。目标人群应当采用流行病学特征描述病人类型，如疾病类型及严重程度、有或没有其他并发症或危险因素、年龄、性别、社会经济特征等。卫生技术评估通常在整体人群水平上进行，根据需要也可以在亚组水平上进行。亚组分析可以按人群特征、疾病亚型、严重程度及有无并发症等分组。

5. 评估技术及对照选择　评估技术和对照的描述应当尽量详细，例如可包括技术的干预方式、频次和治疗背景等信息。对照的选择建议尽可能采用适应症相同的常规干预或标准干预技术等。

6. 结局指标　结局指标主要包括评估技术的有效性、安全性和经济性等相关指标，比如治愈率、不良反应发生率、最小成本、增量成本效果比等。

7. 研究类型　它包括卫生技术评估、系统评价、Meta 分析等二次研究，随机对照试验和观察性研究等原始研究。

（三）设计评估方案

卫生技术评估方案设计需要根据评估目的、评估问题及内容，考虑现有资料的可得情况，选择恰当的评估方法和研究设计。例如，对于安全性与有效性评估，若一手资料较为充分，则可考虑优先选择系统评价研究方法；对于经济性评估，在统一货币单位的情况下，可考虑成本-效果分析等。具体评估方案设计方法可参考第一节卫生技术评估方法。

（四）收集相关数据

1. 基于原始资料的数据收集

（1）成本数据收集：首先，应当根据研究角度确认成本范围，具体包括直接医疗成本、直接非医疗成本、间接成本和隐性成本。另外，研究者可采用敏感性分析来判断成本的大小，如果某类成本很小，可以不予考虑；如果某类成本较大，则应该纳入分析。成本由消耗资源的数量和单价的乘积构成。医疗资源的计量单位可以根据国家卫生管理部门制定的医药服务项目标准来确定。如果基础数据来自国外，应对其矫正，使其适用于国内。其次，如果疾病治疗的时间超过一年，就应该对成本进行贴现。贴现率一般为市场利率，建议采用一年期的国家指导利率或国债利率进行贴现。贴现率应该进行敏感性分析，波动范围建议在 $0 \sim 8\%$。对于健康产出，建议采用与成本相同的贴现率进行贴现和敏感性分析。

（2）健康产出数据收集：卫生技术健康产出的测量指标一般包括效果（effectiveness）、效用（utility）、效益（benefit）三类。此三类指标数据可通过系统评价和 Meta 分析获得，若为原始研究设计，当只能获得试验条件下的临床疗效指标时，建议根据相关模型用临床疗效指标估计效果指标，再进行分析。如果不能进行模型估计，仍可以采用临床疗效指标进行经济学评价，但应当说明在试验条件下和在实际使用状态下的可能差别和偏倚，并进行敏感性分析。测量健康效用值时，当目标人群为健康人群时，建议使用通用效用值测量量表。当目标人群为患病人群，且有适合该病种的效用值测量量表时，建议使用疾病专用效用值测量量表。当目标人群为患病人群，但没有适合该病种的效用值测量量表时，建议使用通用效用值测量量表。报告效用指标时，需要首先分别报告生存时间（生命年数或预期寿命）和健康效用值，然后才能报告 QALYs 或质量调整预期寿命（Quality-adjusted Life Expectancy, QALE）。

2. 基于二手资料的证据收集

系统全面地收集与评估技术相关的数据信息是保证卫生技术评估准确性的前提。公开发表的研究文献、灰色文献（如企业报告和政府工作报告、专业协会报告和指南、市场调查报告、政策研究报告、会议论文集等）是基于二手资料卫生技术评估的主要数据来源。目前，常用的检索资源有：美国国立医学图书馆数据库（MEDLINE/PubMed、HSTAT）、Cochrane Library、EMBASE、Web of Science、各国卫生技术评估网站和相关文献的引文信息等。另外，由于发表偏倚的存在，查找资料时需要同时检索多种数据来源。

（五）整理数据、评价证据

评估者需要对已有的资料按照评价标准进行系统、严格的评价。一般而言，不同的研究设计，所采用的质量评价方法及标准各有不同，如对于随机对照试验，可采用 Cochrane 偏倚风险评估工具。GRADE 是目前备受关注的证据质量和推荐分级系统，在证据的转化领域有较为广泛的应用。

（六）分析和综合证据

单一研究的结果很难回答卫生技术评估所提出的问题。这就需要评估者对收集到的数据资料进行科学合理的分析与综合。目前，常用的综合研究结果的方法有：定性的文献综述、系统评价/Meta 分析、决策分析、小组讨论决策、专家共识等。除系统评价/Meta 分析外，其他数据综合方法多容易受到偏倚因素和主观因素的影响，在使用时需要慎重考虑。

（七）得出结论及提出建议

结论是经卫生技术评估后的结果或发现，建议是根据评估结果所做出的推荐意见。结论和建议必须基于已有的证据及科学的分析，不能根据主观感觉进行推断。证据的价值和权重不同，结论的可靠性就不相同；建议比结论的可操作性更强，但国内外尚无统一方法。通常，提出建议的方法是将推荐意见的级别与证据的级别或研究证据的质量关联。

（八）传播结果和建议

评估结果和建议的传播关系到卫生技术评估的成功与否。在其传播过程中，需要着重考虑 3 个方面：①目标人群，如临床医生、病人、政府决策者等；②媒体，如印刷品、广电信息产品等；③传播技术或策略，对不同的目标人群需要采用不同的传播策略。总而言之，对象不同，使用的传播方式也不同，常用方式有宣传册、参考指南和手册、政策报告、技术报告、会议、期刊等。

（九）监测评价结果的影响

评估结果能否产生效力，容易受传播方法、目标人群、实施环境等因素的影响，主要表现为：①提供技术服务的机构层次，如医院（是综合医院还是专科医院？是营利医院还是非营利医院？）；②医师类型，如内科医师、口腔科医师等；③实施环境，如城市、农村、经济状况、是否保险等；④评估结果或建议的特点，如结果强度、类型和表达形式、政府的干预、费用、对提供技术者利益的影响等。在应用评估结果与建议时，不仅要尽可能地考虑上述因素，而且要对评估结果的应用效力进行后效评价，以助评估结果的进一步应用和推广。

需要注意的是：①并非所有的评估报告均要完成每一个具体步骤；②许多评

价报告利用的是现有的研究资料，而不进行原始研究；③一些卫生技术评估不涉及结果的传播和监测评估结果的影响。

第三节 卫生技术评估报告规范

卫生技术评估结果的规范报告有助于清晰地阐明评估原因、过程、结果、结论、影响等信息，便于用户理解评估过程和评估结果，促进评估结果的合理转化。目前，国际上关于卫生技术评估报告指南的研究并不多。国际卫生技术评估机构网络（INAHTA）是全球首个将各国的卫生技术评估机构在网络上联系到一起的资源共享平台，其于2001年发布了首版卫生技术评估报告清单，并在2007年对清单进行了更新。新版的HTA报告清单包括5部分内容、14个条目（表9-1），不仅有助于改善卫生技术评估的报告质量，还可为卫生技术评估的实施提供参考。除此之外，2016年，INAHTA发布了卫生技术评估简报的模板，具体结构内容包括：研究目的、研究结果及结论、推荐意见、研究方法、未来需要的研究、撰写作者或者机构（图9-3）。

表9-1 INAHTA 的卫生技术评估报告清单（2007版）

结构	具体条目
基本信息	1. 是否注明了研究者的具体联系方式，以便获取更多信息？
	2. 是否报告、明确了所有参与人员的特定职责？
	3. 是否提供了相关利益冲突的声明？
	4. 是否提供了本报告接受外部同行评审的声明？
	5. 是否提供了非专业人员能理解的摘要说明？
为什么要实施技术评估	6. 提供的信息能否解决卫生政策问题？
	7. 提供的信息能否解决所涉及的研究问题？
	8. 是否明确了评估范围？
	9. 是否对被评估的卫生技术问题进行了简要的描述？
如何实施卫生技术评估	10. 是否详细描述了所使用的资料和数据资源？
	11. 是否提供了基于选择的数据和信息进行评估和分析的信息？
背景（并非所有卫生技术评估都呈现）	是否考虑了法医学的影响？
	是否提供了经济学分析？
	是否考虑了伦理学影响？
	是否考虑了社会影响？
	是否考虑到利益相关者、患者、消费者等人群？

续表

结构	具体条目
评估结果的意义	12. 是否对卫生技术评估的结果进行讨论?
	13. 是否有明确的评估结论?
	14. 是否给未来决策提出建议?

资料来源: 嵇承栋, 朱琳懿, 万悦竹, 等. 国际卫生技术评估机构协作网卫生技术评估报告清单解读[J]. 中国循证医学杂志, 2016, 16(3): 369-372

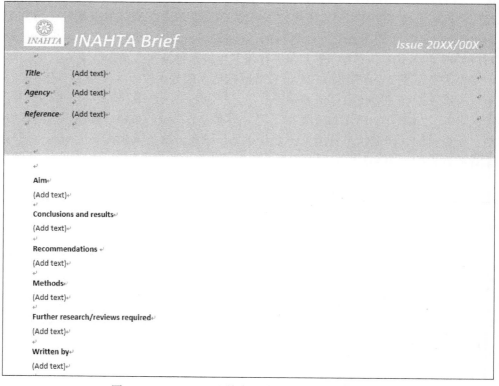

图 9-3　　INAHTA 卫生技术评估简报模板（2016 版）

资料来源: https://www.inahta.org/

参 考 文 献

陈洁, 于德志, 2013. 卫生技术评估[M]. 北京: 人民卫生出版社.

陈英耀, 陈洁, 2003. 卫生技术评估[J]. 华夏医药, (5): 17-18.

陈英耀, 田丹, 2008. 中国卫生技术评估的机遇和展望[J]. 中国医院管理, (9): 1-4.

陈英耀, 刘文彬, 唐檬, 等, 2013. 我国卫生技术评估与决策转化研究概述[J]. 中国卫生政策研究, 6(7): 1-6.

金春林, 王海银, 陈洁, 2014. 卫生技术评估方法、应用与发展建议[J]. 中国卫生资源, 17(1): 1-2, 25.

李静, 李幼平, 刘鸣, 2000. 卫生技术评估与循证医学[J]. 华西医学, (1): 6-9.

李静, 2003. 卫生技术评估的基本方法[J]. 中国循证医学杂志, (4): 315-320.

李幼平, 2014. 循证医学(第 1 版)[M]. 北京: 人民卫生出版社.

刘文彬, 陈英耀, 茅艺伟, 等, 2013. 我国卫生技术评估研究成果向决策转化的理论模型构建[J]. 中国卫生政策研究, 6(7): 7-12.

吕兰婷, 施文凯, 2020. DRG 改革背景下医院卫生技术评估的功能与推行策略[J]. 中国卫生政策研究, 13(2): 26-32.

隋宾艳, 齐雪然, 2015. 英国 NICE 卫生技术评估研究决策转化机制及对我国的启示[J]. 中国卫生政策研究, 8(7): 74-78.

孙鑫, 杨克虎, 2021. 循证医学(第 2 版)[M]. 北京: 人民卫生出版社.

赵琨, 隋宾艳, 郭武栋, 等, 2012. 卫生技术评估的国际经验及启示[J]. 中国卫生经济, 31(2): 87-89.

《中国药物经济学评价指南》课题组, 2011. 中国药物经济学评价指南(2011 版)[J]. 中国药物经济学, (3): 6-9, 11-48.

INAHTA. A Checklist for Health Technology Assessment Reports[DB/OL]. (2007-08-02) [2021-09-17]. http://www.inahta.org/hta-tools-resources/briefs/#checklist.

第十章 循证卫生政策简报

决策者和利益相关者有时会获得大量信息，但信息冗杂使他们无法快速获得所需要的信息。循证卫生政策简报作为一种用户友好型的决策辅助工具，能在很大程度上帮助决策者和利益相关者快速获取当前最佳的证据以支持卫生决策，是知识转化的重要产物，是科学研究和决策者之间的双向桥梁。

第一节 政策简报概述

一、政策简报的定义及类型

政策简报为卫生问题提供基于证据的政策方案。WHO 认为"政策简报"是一种用户友好型范式的研究综合，旨在使目标用户认识到当前卫生问题的紧迫性，以及采取首选替代方案或干预策略的必要性，通过全面和透明的背景化系统评价的结果，将该证据与特定环境的研究结果相结合以支持卫生决策。MHF 认为"政策简报"是一种为实现信息交流、知识转化、辅助决策、促进实施等目的而开发的格式化文件，认为其是一种为决策者及利益相关者提供研究证据和参考的工具。

目前，政策简报在 WHO、国家卫生部门及科研机构中广泛应用，使用不同术语标记，详见表 10-1。我国决策领域对于政策简报的术语标记并不统一，若从证据核心考虑，可称为"证据简报"；若从支持卫生决策的目的来看，可称为"政策简报"。鉴于其他领域亦存在"政策简报"的说法，本书中以"循证卫生政策简报"这一词呈现，简称为"政策简报"。

表 10-1 政策简报的术语汇总

序号	术语	使用机构/网络/项目
1	Policy Briefs	公平卫生系统研究联合会（Consortium for Research on Equitable Health Systems, CREHS）
		健康证据网络（Health Evidence Network, HEN）/ 欧洲卫生系统和政策观察站（European Observatory on Health Systems and Policies, OBS-Observatory）

续表

序号	术语	使用机构/网络/项目
1	Policy Briefs	人类科学研究委员会（Human Sciences Research Council, HSRC）
		世界银行（World Bank）
		世界卫生组织（World Health Organization, WHO）
		全球艾滋病毒/艾滋病倡议网络（Global HIV/AIDS Initiatives Network, GHIN）
		布鲁金斯学会（Brookings）
2	Evidence Briefs for Policy	黎巴嫩美国贝鲁特大学知识政策转化中心（The American University of Beirut, Knowledge to Policy, K2P）
		*知证决策网络（EVIPNet）/研究证据使用支持项目（Supporting the Use of Research Evidence, SURE）
3	Evidence-based Policy Briefs	知证决策网络（EVIPNet）/研究证据使用支持项目（Supporting the Use of Research Evidence, SURE）
4	Evidence Briefs	麦克马斯特卫生论坛（McMaster Health Forum, MHF）
		澳大利亚卫生保健和医院协会（Australian Healthcare and Hospitals Association, AHHA）
5	Briefs	国际影响评估倡导组织（International Initiative for Impact Evaluation, 3ie）

*SURE 项目提出了关于政策简报的两种术语，即 "Evidence Briefs for Policy" 和 "Evidence-based Policy Briefs"

政策简报的内容易受目标用户及外部环境的影响，很多情况下无法明确分辨政策简报的类型，但是可以根据其目的和内容对其进行简单归类。

（一）根据制订目的分类

2018 年爱荷华大学伤害预防研究中心（The University of Iowa Injury Prevention Research Center, IPRC）根据政策简报的制订目的进行了如下归类。

1. 问题简报（Issue Brief）　目的是提高对公共卫生问题的认识，并说明公共卫生负担，帮助政策制定者获得更多的信息资源，使目标用户将此问题作为优先问题考虑。

2. 政策全景简报（Policy Landscape Brief）　目的是向目标用户展示可能不易获得的政策证据。展现目前政策的全貌，基于证据对目标用户提供有用或可改进的政策方案。

3. 模型简报（Modelling Brief）　目的是提供关于政策潜在影响的具体证据。是否呈现政策建议取决于政策简报的目的、政策简报制订者所在机构的要求（例如，利益相关者机构可能要求提供建议）及支持政策建议的证据强度。

4. 政策分析简报（Policy Analysis Brief）　目的是对一项或多项特定政策进行

全面的分析或评价。大多包含具体的政策建议，并详细介绍具体的政策方案或策略。这类简报不依赖于经验数据，研究人员通常应目标用户的要求准备此类型政策简报。

（二）根据简报内容分类

1. 项目政策简报　以提供卫生项目内容、项目实施及结果等内容为主。可将其再分为两大类：①综合类，可持续反映项目实施的推进动态和项目信息，目标用户可包括项目组织者及参与者、各级实施机构和实施目标对象等；②专题类，可按照具体内容划分为卫生政策宣教类、经验交流分享类、技术方法操作类和实践案例类，目标用户包括卫生项目实施单位、实施目标对象和利益相关者。

2. 转化类政策简报　通过对其他类型文件进行转化而形成的政策简报，可分为以下几种：①临床实践指南的转化，主要呈现更新或新增推荐意见的内容及实施考虑；②某项目的调查数据分析后的转化；③临床技术或监测报告的转化，主要呈现临床操作技术及其实施考虑因素。

二、政策简报的发展

科学研究和卫生决策之间存在复杂联系，两者在不同的层次上相互作用，但往往又存在隔阂。知识转化（Knowledge Translation, KT）是"确保决策者和利益相关者意识到并使用证据，以进行循证卫生决策"。知识转化者需要识别不同目标受众的关键信息，并将这些信息转化为容易被接受的语言或生成知识转化产物，如针对患者的决策辅助工具，针对医疗保健专业人员的临床实践指南（Clinical Practice Guideline, CPG），针对卫生系统工作人员的卫生系统指南（Health System Guideline, HSG），以及针对决策人员的可操作信息等，而卫生政策简报也是知识转化的产物之一。

卫生决策者经常收到大量信息，但又难以分辨其可靠性和有效性，因此更倾向于获得简明扼要且当前最佳的决策支持证据。2005 年，WHO 建立了知识转化平台（Knowledge Translation Platforms, KTPs）、"知证决策网络（Evidence-Informed Policy Networks, EVIPNet）"，旨在加强中低收入国家研究与政策之间的联系，将卫生领域研究资源进行整合以支持卫生决策，其工作任务之一即撰写循证卫生政策简报。近年来，政策简报作为一种为决策者打包提供研究证据的方法，正逐渐获得决策者与研究者的关注和青睐。本书编者对 2016 年至 2020 年发布的政策简报进行分析发现，其发布数量正呈现快速增长的趋势，约有 95%的政策简报由机构制订，其中制订数量最多的是 WHO；约有 32%属于系列政策简报。许多官方数据库或机构网站设置了政策简报模块，但大多数期刊尚未将政策简报列为报告文体，还有待进一步开发。

第二节　政策简报的制订步骤及方法

一、政策简报的制订步骤

2020 年，WHO 欧洲区域办公室发布《使用综合知识转化方法制订政策简报：指导手册》，指出政策简报存在于知识转化的全过程，简报制订者不仅要向目标用户（政策制定者或利益相关者）提供政策简报，也要通过政策对话建立"互动型知识共享机制"，以提高政策方案被采纳的可能性。表 10-2 呈现了知识转化框架下政策简报的制订步骤及方法。

表 10-2　知识转化框架下制订和实施政策简报的方法

制订步骤	主要内容	建立团队
1 建立合作		
2 知识转化		通过研讨会/网络会议/远程支持（政策简报团队的核心成员/技术指导）
2.1 准备	确定特定卫生问题的优先次序 建立政策简报团队 建立政策简报指导委员会 了解政策和政治背景 召开指导委员会会议	
2.2 制订及撰写	建立问题树 建立政策简报的职权范围 进行关键信息提供者的访谈 制定检索策略 优先问题选择 形成政策方案 形成实施考虑因素 审查/同行评审 编辑、翻译、排版、打印	
2.3 政策对话准备	确定对话人员 举办指导委员会会议 政策对话的会务安排 邀请重要的对话参与者 确定和培训政策对话主持人 发送政策对话邀请 政策简报定稿	
2.4 政策简报的利用	开展政策对话 撰写政策对话总结 制定并实施政策方案的随访计划	
3 对政策简报、政策对话和证据支持过程的评价		
4 对优先卫生问题的影响/结果		

资料来源：WHO Regional Office for Europe. Evidence Briefs for Policy. Using the Integrated Knowledge Translation Approach. Guiding Manual[EB/OL]. [2022-08-24]. Copenhagen: WHO Regional Office for Europe, 2020. Licence: CC BY-NC-SA 3.0 IGO. file:///C:/Users/ThinkPad/Downloads/ebp-manual-CONTENTS-52-WEB.pdf

关于政策简报制订小组的组建，其成员主要包括掌握卫生知识和技能的专业人员、协调政策简报准备和撰写的人员、卫生研究人员、相关卫生专业人员等。同时，还需要组建由决策者、利益相关者和研究人员共同组成的一个多学科跨部门的指导委员会，在整个制订过程中提供指导和反馈，包括对卫生问题及政策方案的讨论、政策简报的审查等。政策简报制订小组及人员职能详见表 10-3。

表 10-3　政策简报小组的类型

序号	组别/人员分类	职能
政策简报制订小组		
1	方法组	监督政策简报制订过程，领导政策简报团队以确保卫生政策简报的技术准确性、规划利益相关者的参与
2	秘书组	行政管理、支持出版（包括编辑、翻译、设计、印刷和传播）、协调及规划、文档整理
3	证据综合和撰写组	证据综合（文献检索、质量评价等）、撰写政策简报
4	特定主题专家组	证据综合（如审查检索策略）、支持确定政策简报团队成员、指导委员会组建和利益相关者参与、审查政策简报的准确性和内容质量
5	外部支持组	支持政策简报团队与卫生部门、专家和利益相关者之间的联系；监督政策简报制订进度、审查政策简报的适应性、向其他利益相关者宣传及推广政策简报
政策简报指导委员会		
1	决策者	政策简报制订流程管理、制订内容、利益相关者参与及简报实施过程的指导
2	利益相关者	
3	研究者	

资料来源：WHO Regional Office for Europe. Evidence Briefs for Policy. Using the Integrated Knowledge Translation Approach. Guiding Manual[EB/OL]. [2022-08-24]. Copenhagen: WHO Regional Office for Europe, 2020. Licence: CC BY-NC-SA 3.0 IGO. file:///C:/Users/ThinkPad/Downloads/ebp-manual-CONTENTS-52-WEB.pdf

政策相关评价和试验支持循证卫生决策工具（SUPporting POlicy Relevant Reviews and Trials Tools, SUPPORT）提出，理想的政策简报可让决策者和利益相关者快速阅读和吸收重要信息，以确定是否值得他们阅读文件全文。政策简报的呈现形式有多种，有 1∶3∶25 格式，包括 1 页的关键信息，3 页执行总结和 25 页完整报告；1∶12 格式，包括 1 页关键信息和 12 页完整报告。无论采取何种形式，一份政策简报都应包含主要信息列表、完整报告及参考文献列表，以实现利用的最大化。

二、政策简报的审查

为确保政策简报内容的一致性和内容的高质量，需要对其进行严格的审查。

在审查的过程中应至少包括卫生决策者、利益相关者和研究者，同时也需要跨学科的评审专家从不同学科角度对专业性内容进行评估。评审人员需要对问题的优先次序、政策方案的可行性、实施策略的可操作性及撰写风格进行评价。有时需要将评审建议写在政策简报最终版本中，以确保其科学严谨性和系统相关性。《使用综合知识转化方法制订政策简报：指导手册》提出的整体审查框架见表10-4。

表 10-4　政策简报整体评价表

特征	评论**

价值和相关性

● 政策简报对目标用户和读者的期望价值是什么？

● 政策简报是否解决了一个高优先级的问题，并描述了如何识别该问题的过程？

● 政策简报是否与正在处理的问题相关、适当和有效？

● 政策简报是否提供推荐意见或使证据呈现偏向于一个特定的解决方案？

适用范围

● 政策简报是否以公平和平衡的方式描述了正在处理问题的上下文？

● 它是否简明而充分地描述了问题的不同特征，包括（在可能的情况下）它是如何影响特定群体的？

● *对解决问题三个方案的描述是否充分表达了所包含的内容？

● 政策简报是否描述了解决问题方案的成本和后果，以及关键的实施考虑？

格式

● 报告是否遵循政策简报分级进入格式（1页关键信息、3页执行摘要和25页报告）的结构和顺序？

● 是否所有的表格和图都存在有意义的标题？

● 文本框是否提供相关的新信息？

一致性

● 政策简报的信息是否有不一致之处？

● 论证的路线是否清晰，问题、方案和实施考虑之间的联系是否清晰和一致？

● 特别是，建议方案是否清楚地解决了问题？

详细程度

● 问题、方案和实施考虑是否已经足够详细？

证据

● 基于综合的研究证据，政策简报是否描述了关于三个方案的已知信息，以及与现实情况存在的差距？

● 是否考虑到研究证据的质量？

● 是否考虑了这些证据在当地的适用性？

● 在讨论研究证据时，是否考虑了公平性？

● 所使用的研究证据是否被恰当地语境化？

方法

● 政策简报是否采用系统和透明的方法来识别、筛选和评估综合研究证据？

● 方法描述的语言是否适合目标用户？

续表

特征	评论**

关键定义和术语
- 定义和术语是否清晰准确？
- 是否对技术术语进行了定义和解释？
- 这些术语在文档中是否使用一致？

研究空白
- 是否有关于该主题的其他研究证据对构建问题和提出方案特别有用？
- 对问题定义、方案、成本和后果的论证中是否与现实逻辑存在差距？

局限性
- 证据、信息和方法是否有局限性？
- 证据上的局限性是否得到了充分的解决？

其他意见

*此评价表引用了 SUPPORT 工具中的内容，其中提出对于解决问题的潜在方法为三个

**评价人员根据实际情况填写

资料来源：WHO Regional Office for Europe. Evidence Briefs for Policy. Using the Integrated Knowledge Translation Approach. Guiding Manual[EB/OL]. [2022-08-24]. Copenhagen: WHO Regional Office for Europe, 2020. Licence: CC BY-NC-SA 3.0 IGO. file:///C:/Users/ThinkPad/Downloads/ebp-manual-CONTENTS-52-WEB.pdf

为了确保政策简报的高质量性，《使用综合知识转化方法制订政策简报：指导手册》提出了审查过程有三个关键方面。①技术审查：由世卫组织欧洲区域办事处的单位进行技术审查，该审查着眼于政策简报的技术和方法，以确保其内容的准确性、清晰性和一致性。②同行审查：由另一个 EVIPNet 国家的成员进行，该审查确保政策简报所遵循的程序是透明的、系统的和可复制的。③价值审查：由国家层面的决策者、研究者和利益相关者进行。该审查着眼于政策简报的背景，审查其在社会文化和国家政治背景方面的现实性、务实性、可行性、可接受性和合理性。

第三节　政策简报的报告规范

政策简报所呈现内容的完整性及透明性影响着其转化与利用的程度。因此，需要对政策简报的报告内容进行一定的规范。但由于政策简报的方法、技术和应用还处于发展阶段，其类型多样化，且报告形式易受外部环境的影响，目前仍难以对政策简报进行强制性报告要求。本书编者系统分析此前可得的政策简报方法学研究和制订指南的基础上，结合专家意见形成了政策简报报告的参考条目清单，共含有 39 个条目，包括基本信息、背景、方法、卫生问题、政策方案/行动、实

施考虑因素、政策建议及其他方面等 8 部分内容，具体见表 10-5。

表 10-5　政策简报报告参考条目汇总表

主题	编号	报告内容
基本信息		
标题	1	能够通过题目判断为政策简报，即题目中应该出现类似"政策简报"或"证据简报"的字眼；描述政策简报的发表年份；描述政策简报的类型，如项目政策简报；若成系列发表，标记系列编号；描述政策简报的版本，如完整版或总结版
执行总结	2	对卫生问题、政策方案、实施考虑因素或政策建议进行简要汇总呈现
主要信息	3	描述政策简报背景及问题背景重要性
术语和缩略语	4	对政策简报中出现的新术语或重要术语进行定义；如果涉及缩略语，将其列出并给出对应的全称
通讯作者和单位	5	描述通讯作者、政策简报制订者或制订机构的联系方式
关键词	6	描述与政策简报主要内容相关的几个关键词
制订小组	7	描述参与政策简报制订的所有贡献者及其作用（如指导委员会、专家小组、内外部评审组）并提供相关信息（单位地址、邮编等）
背景		
制订背景	8	描述政策简报制订的原因，若为转化政策简报，可描述指南、调查项目的相关信息
制订目的	9	描述政策简报的总目标和具体要达到的目的，如为决策者和利益相关者的政策制订提供证据支持
目标用户	10	描述政策简报主要使用的目标人群或机构，如决策者、利益相关者
适用环境	11	描述政策简报针对的具体环境，如初级卫生保健机构、中低收入国家或住院部门
方法		
优先问题遴选	12	描述优先次序确定标准或遴选程序
证据综合的方法	13	描述证据综合的方法，包括证据的检索、筛选、方法学评价及证据质量评价
审查	14	描述审查方法及审查人员的构成
制订小组组建	15	描述制订小组组建方法及在制订过程中的职责
卫生问题		
问题的背景	16	描述卫生问题的背景，如基本流行病学（患病率、发病率、病死率和疾病负担等）
问题的大小	17	描述问题的大小，如比较（如目标及不同国家/区域/地区等）及描述相关指标（如卫生覆盖面、卫生服务质量、疾病风险等）
问题的因素	18	描述导致问题的因素，如卫生提供短缺和卫生政策实施障碍等
问题的后果	19	描述问题的后果，如描述问题所导致的不良社会及经济影响

续表

主题	编号	报告内容
政策方案/行动		
政策方案	20	描述解决问题的政策方案,其相关的政策情况及具体干预措施
优势及潜在危害	21	描述评估不同政策方案相对优势和危害的证据
不确定	22	描述政策方案不确定性的证据,比如描述各方案成本和效果不确定性的程度
适用性	23	描述政策方案所适用外部环境的证据,如政策环境、经济环境等
公平性	24	描述政策方案对特殊人群或环境的公平性的证据,如对基层卫生服务机构的公平性
可行性	25	描述政策方案可行性的证据,如现实性和可负担性
成本	26	描述政策方案经济学评估或成本效益分析的证据
监测与评估	27	当方案的效果和成本存在不确定性时,描述政策方案监测与评估的证据
利益相关者的观点及经验	28	描述利益相关者对政策方案的观点、经验等隐性知识
实施考虑因素		
潜在障碍因素	29	描述政策方案实施的潜在障碍因素
促进因素	30	描述政策方案的促进因素
解决实施障碍的策略	31	描述可在医疗保健接受者、医疗保健提供者、组织和系统层面解决潜在障碍的策略
政策建议		
政策建议	32	描述可行和实用的行动建议或可选择的卫生问题的方案建议
其他方面		
局限性	33	当证据和制订方法的局限性对决策支持至关重要,描述政策简报的局限性
结论	34	总结政策简报的背景、卫生问题、方案、实施考虑等方面
拓展阅读	35	呈现额外的阅读资源,如网络链接及阅读资料列表
参考文献	36	罗列所引用的参考文献,使用数字上标,在参考资料列表中使用连续的数字引用
利益冲突及资助	37	描述政策简报制订的各个阶段的资金资助情况 描述利益冲突声明,如任何学术或商业利益的细节
致谢	38	描述参与政策简报制订人员及帮助的人的感谢
附件	39	描述在正文部分并未详细说明的内容,如检索策略、方法学质量和证据质量评价结果、实例等

资料来源: 张静怡. 循证卫生政策简报的报告规范研究[D]. 兰州: 兰州大学, 2021

临床实践指南在转化为政策简报时，主要呈现两种形式的指南推荐意见转化。其一是对某些推荐意见进行转化，针对当前重要和急迫的临床问题的推荐意见，或者是更新的推荐意见；其二是对指南的推荐意见进行汇总呈现。此类政策简报的报告内容包括：①卫生问题的背景：对指南具体临床问题进行背景描述；②指南的制订背景：报告了制订机构、制订目的、推荐意见更新原因；③指南的制订方法：简述指南的制订方法，如工作组组建、证据综合、证据质量等；④推荐意见：所有推荐意见概览、更新或某些推荐意见及其推荐依据、证据水平及推荐强度；⑤推荐意见的实施考虑：实施考虑因素（设备、成本和预算等）及实施影响；⑥将个别推荐意见转化为行动政策及规划；⑦下一版指南更新的时间。

政策简报的准备、制订及实施是一套成体系的方法，从优先问题的遴选、证据综合、政策对话、实施与传播到政策简报的评价，每一步都需要科学的方法以保证政策简报的质量。政策简报易受外部环境及目标用户需求的影响，存在不确定性和复杂性，其在制订方法和报告内容方面较为灵活，但最终是为了满足政策简报对决策者及利益相关者的不同需求及环境适应性。

参 考 文 献

吴建, 王垠莹, 2017. 卫生项目政策简报撰写的方法与技巧: 以中英全球卫生支持项目(GHSP)为例[J]. 中国卫生政策研究, 10(8): 76-81.

张静怡, 2021. 循证卫生政策简报的报告规范研究[D]. 兰州: 兰州大学.

Evans T, Brown H, 2003. Road Traffic Crashes: Operationalizing equity in the context of health sector reform[J]. Injury Control and Safety Promotion, 10(1-2): 11-12.

Grimshaw J M, Eccles M P, Lavis J N, et al, 2012. Knowledge Translation of Research Findings[J]. Implementation Science, (7): 50.

Jiang F, Zhang J, Shen X, 2013. Towards Evidence-based Public Health Policy in China[J]. The Lancet, 381(9882): 1962-1964.

Lavis J N, Davies H, Oxman A, et al, 2005. Towards Systematic Reviews that inform Healthcare Management and Policymaking[J]. Journal of health services research and policy, 10(Suppl 1): 35-48.

Lavis J N, Permanand G, Oxman A D, et al, 2009. SUPPORT Tools for Evidence-informed Health Policymaking(STP) 13: Preparing and using policy briefs to support evidence-informed policymaking[J]. Health Research Policy and Systems, 7(Suppl 1): S13.

Lavis J N, Permanand G, Oxman A D, et al, 2010. 知证卫生决策工具之十三——准备和使用政策简报支持知证决策[J]. 中国循证医学杂志, 10(5): 507-513.

The University of Iowa Injury Prevention Research Center, 2017. Writing and Disseminating Policy Briefs[M]. Iowa: The University of Iowa Injury Prevention Research Center.

WHO. World Report on Knowledge for Better Health: Strengthening Health Systems[EB/OL]. Geneva: World Health Organization. [2021-04-26]. https://apps.who.int/iris/bitstream/handle/10665/43058/9241562811.pdf?sequence=1&isAllowed=y.

Wilson M G, Mattison C A, Gao C, et al. Evidence Brief: Enhancing the Delivery of Comprehensive Care for People Living with HIV in Canada[EB/OL]. [2021-09-17]. https://www.mcmasterforum.org/docs/default-source/product-documents/evidence- briefs/hiv-eb.pdf?sfvrsn=c63d57d5_13.

下篇　循证卫生决策研究
案例解读

第十一章　公共卫生驱虫计划的系统评价

【案例来源】

Taylor-Robinson D C, Maayan N, Donegan S, Chaplin M, Garner P. Public Health Deworming Programmes for Soil-Transmitted Helminths in Children Living in Endemic Areas[J]. Cochrane Database of Systematic Reviews, 2019, 9(9): CD000371. DOI: 10.1002/14651858.CD000371.pub7.

【案例回顾】

（一）研究背景

WHO 建议在寄生虫感染率较高的地区，定期为儿童提供驱虫药。定期驱虫药项目的实施不仅能够降低寄生虫感染的风险，而且能增强儿童的身体素质和促进儿童智力发育，从而产生良好的社会和经济效益。因此，该研究就驱虫药项目对儿童生长发育和学业表现的影响进行系统评价。

（二）研究方法

该研究系统检索了 the Cochrane Infectious Diseases Group Specialized Register、CENTRAL、MEDLINE、EMBASE、LILACS 和 the metaRegister of Controlled Trials（m-RCT）等 6 个电子数据库和注册平台，包括 2018 年 9 月 19 日前完成注册和已完成的研究。纳入对比 16 岁及以下儿童使用土壤传播蠕虫（Soil-Transmitted Helminths, STH）驱虫药、安慰剂或不治疗的随机对照试验（Randomized Controlled Trials, RCTs）和半随机对照试验（Quasi-RCT），结局指标包括体重、身高、血红蛋白和认知测试。同时，还收集了儿童生长发育、学校出勤率、学校表现、身体素质和死亡率等指标。由两名及以上研究人员独立地进行研究筛选、偏倚风险评估和数据提取。对于纳入研究存在缺失数据的，联系作者获取相关信息，并采用 GRADE 对证据质量进行分级。

（三）研究结果

1. 该系统评价共纳入 51 项研究,包括 10 项整群随机对照试验(Cluster-RCT)。其中, 1 项在印度北部开展的研究涵盖受试者高达 100 万, 其余 50 项研究的受试者共计 84 336 名。

2. 该系统评价按照疾病负担进行亚组分析，24 项研究的研究对象为高疾病负担人群，其中 9 项研究的研究对象为寄生虫粪便呈阳性的儿童、18 项研究的研究对象为中等疾病负担人群、9 项为低疾病负担人群。

3. 儿童定期驱虫药项目似乎并没有改善儿童身高、血红蛋白指标、认知能力、学校表现和死亡率。此外，由于证据的不一致性和高偏倚风险，以及数据的不充分，该研究并不能确定儿童定期驱虫药项目对学校出勤率有无影响。2 项早期开展的研究显示定期驱虫药项目可能导致儿童体重增加，但目前还没有大样本高质量的证据支持此结论，具体研究结果见表 11-1。

表 11-1　结果总结表

为儿童提供单剂量驱虫药与安慰剂相比，对生长发育、血红蛋白、认知、学校出勤率、学校表现、身体素质和死亡的影响
研究对象：所有 16 岁及以下儿童
研究环境：肠道蠕虫流行地区，或筛查感染的儿童
干预措施：单剂量的驱虫药物
对照措施：安慰剂

结局指标	绝对风险*（95%CI）		相对效应（95% CI）	样本量（试验数）	证据质量（GRADE）
	安慰剂组	单剂量驱虫药组			
体重（kg）随访：4 周至 1 年	安慰剂组中平均体重增加的范围：0.45kg～2.2kg	单剂量驱虫药物组中平均体重增加的范围：0.23kg（0.05kg～0.42kg）	—	4970（14 RCTs）	⊕极低 [a,b,c]由于偏倚风险，不一致性和间接性
身高（cm）随访：9 周至 1 年	安慰剂组中平均身高增加的范围：1.1cm～4.59cm	单剂量驱虫药物组中平均身高增加的范围：0.04cm（0.14cm～0.23cm）	—	2621（10 RCTs）	⊕低 [a,b]由于偏倚风险和不一致性
血红蛋白（g/dL）随访：9 周至 6 个月	安慰剂组中血红蛋白的平均波动范围：−0.9g/dL～0.64g/dL	单剂量驱虫药物组中的血红蛋白平均变化范围：0.10g/dL（0.03g/dL～0.22g/dL）	—	1252（5 RCTs）	⊕⊕⊕中等 [d]由于偏倚风险
认知测试随访：1 个月至 4 个月	5 项研究使用了不同的测试方法，大部分研究显示无效果		未合并	1596（5 RCTs）	⊕⊕低 [b,e]由于偏倚风险
身体素质随访：6 个月至 8 个月	研究采用的体能测试指标不同，且报告结果不一致		未合并	280（3 RCTs）	⊕极低 [f,g]由于偏倚风险和间接性
学校出勤率随访：3 个月	缺勤天数无差异		—	304（1 RCT）	⊕⊕低 [h,i]由于偏倚风险和不精确性

续表

结局指标	绝对风险*（95%CI）		相对效应（95% CI）	样本量（试验数）	证据质量（GRADE）
	安慰剂组	单剂量驱虫药组			
学校表现 随访：3 个月	学校表现无差异		—	304 （1 RCT）	⊕⊕ 低[h,i] 由于偏倚风险和不精确性
死亡	纳入研究均未报告死亡		—	0 （0 RCT）	N/A

*干预组风险（及其 95%CI）是基于对照组风险和干预措施的相对效应（及其 95%CI）。CI：置信区间

a 由于偏倚风险降一级：大多数试验都没有充分描述隐蔽分组

b 由于不一致性降一级：存在高度异质性

c 由于间接性降一级：效应量基于寄生虫发病率较高地区的研究

d 由于偏倚风险降一级：两项试验没有充分描述隐蔽分组，但选择偏倚为低风险

e 由于偏倚风险降一级：纳入研究中，Kvalsvig（1991a）随访一个月，没有明确报告认知评分的变化，只引用甲苯咪唑的剂量不能预防儿童感染。Nokes（1992）随访 9 周，采用多元回归的结果表明接受治疗的儿童在 3/10 测试方面有较大的改善。在菲律宾，Solon（2003）报告说，驱虫对认知能力的影响无统计学意义。在越南，Nga（2009）报告说没有发现任何差异。在牙买加，Sternberg（1997）报告说，驱虫对认知测试都没有显著影响。因为无法合并数据，所以对认知测试都没有确定的结论

f 由于偏倚风险降两级：只有一项试验充分描述了隐蔽分组，可以被认为是低选择偏倚风险。两项试验对大样本试验中通过非随机抽样得到的小样本进行了哈佛台阶试验

g 由于间接性降一级：早期在肯尼亚开展的两项试验中，哈佛台阶试验有很小的差异；在第三项试验中，在二氧化钒和其他参数中没有发现的差异表明没有差异

h 由于偏倚风险降一级：试验没有充分描述隐蔽分组

i 由于不精确性降一级：只有一项小样本试验提供了此结果的数据

【案例解析】

　　该系统评价探究了定期驱虫药项目对儿童体重、身高、血红蛋白、认知、身体素质、学校出勤率、学校表现和死亡率的影响。该版本是对 2015 年版本的更新，通过系统检索新纳入了 3 项研究，且最终结论无变化。该研究采用 GRADE 进行证据分级，最终评价结果显示：①体重的证据质量因研究局限性（偏倚风险）、不一致性（存在高度异质性）和间接性严重各降一级，被评为极低质量证据；②身高因研究局限性（偏倚风险）和不一致性（存在高度异质性）严重各降一级，被评为低质量证据；③血红蛋白因研究局限性（偏倚风险）严重降一级，被评为中等质量证据；④身体素质因研究局限性（偏倚风险）和间接性严重各降一级，被评为极低质量证据；⑤学校出勤率因研究局限性（偏倚风险）和不精确性严重各降一级，被评为低质量证据。因此，GRADE 评价结果显示，多数单剂量驱虫药与安慰剂相比的证据质量为中等、低和极低。降级因素包括偏倚风险、不一致性、不精确性和间接性。因此，定期驱虫药项目在改善儿童身高、血红蛋白指标、认知能力、学校表现和死亡率方面效果并不理想，未来需开展更多大样本高质量的研究，为儿童驱虫药项目提供证据支持。

参 考 文 献

陈耀龙, 2021. GRADE 在系统评价和实践指南中的应用(第 2 版)[M]. 北京: 中国协和医科大学
　出版社.

孙鑫, 杨克虎, 2021. 循证医学(第 2 版)[M]. 北京: 人民卫生出版社.

Higgins J P T, Thomas J, Chandler J, et al. Cochrane Handbook for Systematic Reviews of
　Interventions version 6.3 (updated February 2022)[EB/OL]. [2022-08-24]. https://training.
　cochrane.org/handbook/current.

Taylor-Robinson D C, Maayan N, Donegan S, et al, 2019. Public Health Deworming Programmes for
　Soil-Transmitted Helminths in Children Living in Endemic Areas[J]. Cochrane Database of
　Systematic Reviews, 9 (9): CD000371.

第十二章 优化社区卫生工作者项目的卫生政策指南

【案例来源】

WHO. WHO Guideline on Health Policy and System Support to Optimize Community Health Worker Programmes[M]. Geneva: World Health Organization, 2018. Licence: CC BY-NC-SA 3.0 IGO.

【案例回顾】

（一）指南制订背景

1. 卫生人力短缺、分配不均和政策实施障碍是普及基本卫生服务的主要问题，解决这些瓶颈问题对于全民医保覆盖、确保全人群享有健康可持续发展目标至关重要，而社区卫生工作者在卫生人力中发挥着不可替代的作用。卫生人力资源战略的目标为大幅度增加发展中国家，特别是最不发达国家和小岛屿发展中国家卫生人力的投资、征聘、开发、培训和挽留，该目标的实现对于整个卫生目标的实现具有重要的支撑作用。

2. 近年来，如何发挥社区卫生工作者和相关人员在减少基本卫生服务不公平性方面的潜能受到越来越多的关注。2016 年世界卫生大会通过了《世界卫生组织卫生人力资源全球战略：卫生人力 2030》，鼓励各国采用多样化、可持续的策略，充分开发社区和其他卫生工作者在跨专业初级卫生保健团队中的潜能。

3. 虽然应将社区卫生工作者视为初级卫生保健和卫生系统的组成部分，但社区卫生工作者项目本身往往存在巨大问题：项目规划不完善；角色、教育和职业路径不明确；缺乏认证导致的低可信度和转让性；竞争者之间缺乏协调配合；培训不成体系；赞助者主导管理和支持；与卫生系统的联系薄弱；协调、监管、质量控制和支持不足；对社区卫生工作者的不重视等，这些问题均导致人力和物力的极大浪费。

如上所述，不同的社区卫生工作者项目实施效果差异较大，极大地阻碍了社区卫生工作者在初级卫生保健政策中发挥作用。因此，基于以上背景，该指南提出了问题：对于优化社区卫生项目，政府和相关部门应如何提供卫生政策支持和系统保障？

（二）指南制订方法

优化社区卫生工作者项目的卫生政策和系统支持指南是由 WHO 总部卫生人力资源司主导制订的，首先成立了指南指导小组（Steering Group, SG），由指南指导小组负责制订指南计划书，该小组由来自世卫组织六个区域相关部门和联合国儿童基金会的人员构成，再由 SG 小组组建指南制订小组（Guideline Development Group, GDG）和外部评审小组（External Review Group, ERG）。GDG 小组成员包括指南方法学专家、政策制定者、专业协会代表、社区卫生工作者和学术研究人员等。GDG 小组主要确定指南的范围、评审证据总结和制订推荐意见。ERG 成员通过公开征求和能力评估相结合的方式招募，该小组主要对指南文件草案进行同行评审。指南参与人员的利益冲突管理严格按照WHO 的要求进行。此外，确定本指南的 SG、GDG 和 ERG 小组成员需综合考虑地域、代表性和性别的均衡性。

指南制订小组在第一次会议之前，就指南的问题进行了意见征求，共收集到60 条建议，综合后将指南的问题从最初的 10 个扩展为 15 个 PICO 问题。指南制订小组第一次会议于 2016 年 10 月在瑞士日内瓦举行，为期两天，进一步界定本指南的范围和确定 PICO 问题，为证据检索和系统评价的制作提供方法学支持。通过发布英语和法语双语的利益相关者调查问卷，评估不同结局的重要性及指南中干预措施的可接受性和可行性。该问卷采用 Likert 9 分量表，调查对象为各国直接或间接参与社区卫生工作的利益相关者，发布渠道包括世卫组织卫生人力资源联络人名单、全民医疗信息在线平台和 2017 年在南非举行的体制化社区卫生会议。

指南制订小组对已发表社区卫生工作者系统评价进行再评价，系统检索了11 个数据库，检索时间从 2005 年 1 月 1 日至 2017 年 6 月 15 日。纳入培训时间不超过 2 年的社区卫生工作者相关系统评价，采用系统评价/Meta 分析方法学质量评价工具 AMSTAR 评估纳入研究的方法学质量，并且按照 PRISMA 的条目进行报告。针对 15 个 PICO 问题进行系统的文献检索，共检索了 8 个电子数据库，分别为 MEDLINE、EMBASE、Cochrane Library、CINAHL、PsycINFO、LILACS、Global Index Medicus 和 POPLINE。此外，该指南通过 OpenGrey、TROVE 和谷歌进行灰色文献的补充检索，采用 Cochrane 偏倚风险工具和 NOS量表进行偏倚风险评估，并且通过 GRADE 定性系统评价证据分级工具CERQual 评估研究证据的可信度。

在决策表形成过程中，指南制订小组综合考虑了证据和效应量的大小、利弊平衡、成本和成本效益、公平性、可接受性和可行性等因素。指南制订小组第二次会议于 2017 年 12 月在埃塞俄比亚的亚的斯亚贝巴举行，为期三天，审查证据总结并形成该指南的推荐意见。在指南制订小组第二次会议之后，由指南指导小组准备了指南草案，指南制订小组和外部评审小组进行评审，修订和完善后将草案正式提交 WHO 指南评审委员会。最终，指南于 2018 年 6 月 20 日被正式批准发布。鉴于未来会有更多社区卫生工作者相关的证据出现，WHO 计划在指南出版 5 年后，按照指南更新的方法，对本指南进行更新。

（三）推荐意见及证据强度

该指南最终纳入已发表的 122 篇研究综述，其中系统评价 75 篇，非系统评价 47 篇。就指南干预措施可接受性和可行性开展的利益相关者调查，调查对象主要为参与社区卫生工作者（Community Health Workers, CHWs）项目设计、实施、监测和评价的决策者、规划人员、管理人员和研究人员，最终收到 96 名受访者的回复。指南综合考虑纳入证据的质量及影响推荐意见的主要因素，从①岗前培训；②管理和监督；③社区和卫生系统的融合三个方面提出了 15 条推荐意见，详见表 12-1。

【案例解析】

由于卫生政策问题的特殊性和复杂性，其实践指南制订过程中考虑的因素也相对较多。2010 年 7 月，WHO 制订了关于农村卫生及卫生人力的首部卫生政策实践指南"通过改进挽留政策提高农村和边远地区卫生人力的可及性"，为科学、规范制订卫生政策实践指南奠定了良好的基础。2018 年，WHO 发布了"世界卫生组织关于优化社区卫生工作者项目的卫生政策和系统支持指南"，其制订严格遵循 WHO 的指南制订流程，进行系统的文献检索和证据质量分级。

该指南阐明了如何将社区卫生工作者融入卫生系统和社区的最新证据，提出了如何改进和加强社区卫生工作者的遴选、培训、调度、管理、监督、职业发展、社区融合和卫生系统支持等实用的推荐意见。除英语版本外，该指南还提供了葡萄牙语和阿拉伯语的版本，对于每条推荐意见的实施也给出了具体的意见，促进该指南的传播和实施。此外，该指南对于社区卫生工作缺乏哪些关键证据也进行了清晰的阐述，为未来研究的深入开展指明了方向。决策者和管理人员在未来开展社区卫生工作者项目的过程中，应综合考虑并恰当实施这些推荐意见，通过充分发挥社区卫生工作者在卫生系统中的潜力，推动全民健康覆盖和卫生可持续发展目标的实现。

表 12-1　WHO 关于优化社区卫生工作者项目的卫生政策和系统支持的推荐意见

推荐意见序号	推荐意见标题	推荐意见内容	推荐意见内容补充	证据质量	推荐强度
推荐意见 1	岗前培训遴选	1A 建议采用以下标准进行社区卫生工作者岗前培训的遴选	· 能胜任工作的最低文化水平 · 社区对社区卫生工作者的接受程度 · 性别平等（在社区文化可以接纳的情况下，采取积极措施优化选择和任命女性） · 应聘人员的个人品质、能力、价值观，生活经历和工作经验（例如认知能力、正直、主动性、人际交往能力，是否表现出愿意承担社区服务的意愿，以及具有公共服务的精神）	极低	弱
		1B 不建议采用此标准进行社区卫生工作者岗前培训的遴选	· 年龄（国家教育和劳动政策要求除外）	极低	弱
		1C 不准荐采用此标准选择社区卫生工作者进行岗前培训	· 婚姻状况	极低	强
推荐意见 2	岗前培训时长	建议使用以下标准来确定社区卫生工作者岗前培训的时长	· 工作范围，需要承担的角色和责任 · 确保使其有提供高质量服务所需的能力 · 已有的知识和技能（无论是通过之前的培训或相关经验获得的） · 社会、经济状况和地域 · 培训机构的条件 · 执业环境	低	弱
推荐意见 3	岗前培训需掌握的能力	建议在其岗位需要的情况下，将下列能力领域纳入社区卫生工作者岗前培训课程	核心： · 提供预防和保健服务项目，识别家庭保健、社会需求和相关风险 · 在变大的卫生系统内根据社区卫生工作者的任务要求进行课程的整合，包括转诊、与初级卫生服务团队中其他卫生工作者的合作关系、病例追踪、社区疾病监测、监督，以及数据收集、分析和使用 · 健康的社会和环境因素 · 提供心理支持 · 与自信、沟通、社区参与、主动性相关的人际交往能力 · 个人安全 附加 · 诊断、治疗和护理工作需要符合工作的职能和相关执业法规	中	弱

续表

推荐意见序号	推荐意见标题	推荐意见内容	推荐意见内容补充	证据质量	推荐强度
推荐意见4	岗前培训形式	建议采用以下形式对社区卫生工作者进行岗前培训	• 力争理论知识和实践技能相平衡，重点指导实践技能 • 力争线下和线上培训相平衡，线下学习为主，线上学习为辅 • 尽可能选择在社区内或社区附近进行培训 • 以受培训者可以接受的方式确定培训和学习材料的语言 • 确保提供极友好的培训环境 • 在条件可行的情况下采取多学科的培训方式	极低	弱
推荐意见5	能力认证	建议对顺利完成岗前培训的社区卫生工作者进行能力认证	—	极低	弱
推荐意见6	支持方案	建议在社区卫生工作者项目中使用以下支持监督方案	• 确保给当的监督-被监督人员比例，从而进行系统和定期的支持 • 确保监督人员接受充分的培训 • 为社区卫生工作者提供指导和咨询 • 采用观察服务过程、收集绩效数据和社区反馈的方式进行监督 • 提升监督质量是核心	极低	弱
推荐意见7	薪资	7A 推荐对社区卫生工作者提供与工作要求、复杂性、工作时长、培训和承担角色相匹配的薪资报酬 7B 不建议完全或主要基于绩效激励方式向社区卫生工作者支付薪水	—	极低	强
推荐意见8	劳动合同	推荐向有偿的社区卫生工作者提供一份书面合同，具体说明其角色、责任、工作条件、薪资和权利	—	极低	强

续表

推荐意见序号	推荐意见标题	推荐意见内容	推荐意见内容补充	证据质量	推荐强度
推荐意见 9	职业生涯发展规划	建议应向社区卫生工作者提供职业生涯发展规划（即逐步晋升到卫生系统更高级别职位的机会，提升技能和扩大就业面），使其能够认识到并继续教育和职业发展与内容、选拔标准、岗前培训的持续时间和内容、能力认证，服务期限和绩效评价有关	—	低	弱
推荐意见 10	目标服务人口规模	建议在社区卫生工作者项目中采用下列标准确定服务人口规模 普遍情况下的标准 特定情况下的标准	• 基于流行病学和服务需求的预期工作量； • 需要与服务对象联系的频率； • 所提供服务的性质和时间要求； • 预估社区卫生工作者每周能保证的工作时间（将培训、管理工作和其他工作的时间也考虑在内）； • 社区的地理环境（包括住户距离、到诊所的距离和人口密度）。 • 天气和气候； • 交通工具和成本； • 卫生工作者的安全； • 人口流动性； • 人力和财力资源状况。	极低	弱
推荐意见 11	数据收集和使用	建议社区卫生工作者采用移动医疗（Mobile Health, mHealth）应用程序等多种方式记录其所提供的服务、收集、整理和使用日常工作中的卫生数据。积极作用包括减少日常报告的机密性和安全性；通过培训使卫生工作者具备所需的能力；并根据收集到的数据向社区卫生工作者提供绩效反馈	—	极低	弱

续表

推荐意见序号	推荐意见标题	推荐意见内容	推荐意见内容补充	证据质量	推荐强度
12	社区卫生工作者的类型	建议将承担一般任务作为社区卫生工作者的服务模式作为初级卫生保健团队的组成部分，根据人群健康需求、文化背景和劳动力配置的情况，将具有更多选择和特定任务的社区卫生工作者作为补充	—	极低	弱
13	社区参与	推荐在实施社区卫生工作者方案过程中采取以下社区居民参与策略	• 与社区领导进行项目实施前磋商 • 社区参与到社区卫生工作者的遴选环节 • 对社区卫生工作者进行监督 • 选择并确定社区卫生工作者优先解决的卫生问题 • 支持基于社区结构的卫生项目 • 社区居民代表参与决策、解决问题、规划和预算编制过程	中	强
14	社区资源的调动	建议社区卫生工作者通过以下方式调动更广泛的社区卫生资源	• 明确最主要的卫生和社会合同，与社区成员一起制订并实施行动计划 • 调动和帮助协调不同利益相关者、部门和社会组织的资源，以解决主要的卫生问题 • 提高社区居民在透明性评估、传播常规数据和干预结果的参与度 • 加强社区与卫生保健机构之间的联系	极低	弱
15	物资供应	建议在社区卫生工作者项目中采用以下策略，以确保商品和消耗品的供应充足、贮藏合理、保证库存和质量、管理浪费	• 整合纳入整个卫生供应链 • 开展报告、监督、补偿、工作环境管理、给予适当的培训和反馈，以及团队质量改进会议 • 充分利用移动医疗（mHealth）以支持不同的供应链功能	低	弱

参 考 文 献

陈耀龙, 2021. GRADE 在系统评价和实践指南中的应用(第 2 版)[M]. 北京: 中国协和医科大学出版社.

WHO, 2010. Increasing Access to Health Workers in Remote and Rural Areas Through Improved Retention: Global policy recommendations[M]. Geneva Switzerland: World Health Organization.

WHO, 2018. WHO Guideline on Health Policy and System Support to Optimize Community Health Worker Programmes[M]. Geneva Switzerland: World Health Organization.

WHO. The Development of Global Guidelines Ensuring the Appropriate Use of Evidence Represents one of the Core Functions of WHO[EB/OL]. [2021-03-13]. https://www.who.int/publications/who-guidelines.

第十三章　口罩降低呼吸道病毒传播的证据图谱

【案例来源】

Yanfei L, Zhipeng W, Jingyun Z, Rui L, Huijuan L, Liujiao C, Liangying H, Weiyi Z, Nan C, Kangle G, Xiuxia L, Kehu Y. Wearing Masks to Reduce the Spread of Respiratory Viruses: A systematic evidence mapping[J]. Annals of Translational Medicine, 2021, 9(9):811-826. DOI: 10.21037/atm-20-6745.

【案例回顾】

（一）研究背景

呼吸道病毒是呼吸系统疾病的重要病原，与人类健康密切相关。自首次报告新型冠状病毒感染（COVID-19）病例以来，这种呼吸道病毒对全球人群健康产生了极大影响，2020 年 3 月 11 日，WHO 将 COVID-19 疫情定性为大流行。由于在疫情暴发后相当长的时间里，缺乏针对这种新型病毒的特效药，感染病毒的患者主要依靠症状治疗和支持治疗，大多数国家的政府极力推荐保持社交距离和勤洗手等降低感染风险的方法。然而，由于文化的差异及相关证据的缺乏，在疫情早期阶段关于公众佩戴口罩的有效性和可执行性的争议十分突出。证据图谱作为一种系统、快速地收集、评价、综合和呈现证据的研究方法，能够从多个维度系统呈现证据的质量、研究设计、结论、人群信息等关键特征，从而为决策者提供证据支持的同时发现证据空白，进一步促进高质量、高需求原始研究和二次研究证据的产生，以避免资源浪费。本研究旨在应用证据图谱的方法，系统识别、描述和组织目前可用的高质量设计的证据，进一步发现相应的证据空白。

（二）研究方法

1. 纳入与排除标准　该研究纳入试验组采用单独口罩干预，对照组为常规做法（如不戴口罩、宣传教育等）或普通医用外科口罩对比 N95 口罩的随机对照试验和随机对照试验的系统评价/Meta 分析。排除重复发表的研究、数据不充分的研究（如会议摘要、信件、评论等）及非人类研究。

2. 文献检索　计算机检索 Web of Science、Cochrane Library、EMBASE 和 PubMed，检索时间为建库至 2020 年 6 月 13 日。此外，通过检索 WHO 国际临床

试验注册平台、相关研究参考文献目录以及灰色文献数据库进行补充检索。

3. 纳入研究的质量评价　　采用 Cochrane 手册 5.1.0 推荐的 Cochrane 偏倚风险评估工具（CROB）和 AMSTAR-2 工具（A Measurement Tool to Assess Systematic Review-2）对纳入的研究进行质量评价。

4. 资料提取与编码　　数据提取内容包括如下方面。①研究的基本特征：作者、出版年份、研究设计、研究目的、研究结论、样本量或 RCT 的数量。②研究问题特征：根据作者所述的目的、纳入排除标准和系统评价/Meta 分析的结论确定每个研究的研究问题。

5. 研究结果呈现　　通过表格（基本特征表、研究问题特征表和质量结果表格）和图片（气泡图）两种方式结合文字描述进行结果呈现。通过 Excel 图表工具制作气泡图，首先对四个维度（研究人群，随机对照试验的样本量或系统评价纳入研究的数量，结论分类，质量评价）进行区间赋值，其次对区间内研究通过随机数赋值使其随机分布在各个区间中，最终不同区间组成气泡图。

（三）研究结果及结论

1. 结果　　共纳入 21 篇随机对照试验和 9 篇系统评价。21 篇随机对照试验中，12 篇（57.14%）在中国和美国进行，重点研究对象为医务人员（8 篇，38.10%）和家庭接触者（7 篇，33.33%）。气泡图显示 14 篇随机对照试验和 6 篇系统评价研究了口罩（与常规做法相比）对于降低呼吸道病毒传播的功效，其中 10 篇（71.43%）随机对照试验以及 5 篇（83.33%）系统评价支持口罩比常规做法"有益"或"可能有益"。6 篇随机对照试验和 4 篇系统评价研究了普通医用口罩和 N95 口罩之间的功效差异，其中 3 篇（50%）随机对照试验支持 N95 口罩比普通医用口罩"有益"，而 3 篇（75%）系统评价结果显示 N95 口罩与普通医用口罩功效无显著差异。此外，6 篇（28.57%）随机对照试验报告了口罩可能产生不良反应，其中 1 篇随机对照试验报告重复使用布口罩可能会增加病毒感染的风险。证据图结果见图 13-1。

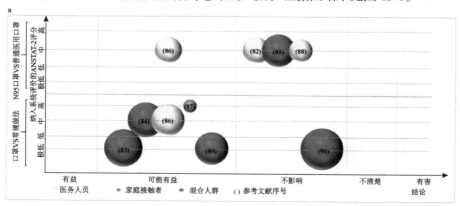

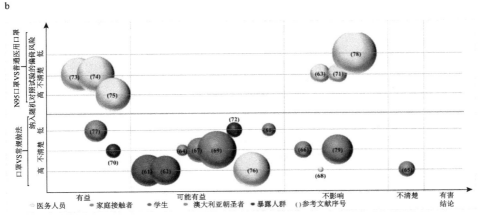

图 13-1　呼吸道病毒传播期间使用口罩的证据图

2. 结论　证据图谱显示戴口罩似乎可以有效地阻断或减少呼吸道病毒的传播，然而，关于 N95 口罩与普通医用口罩有效性差异的研究结论是互相矛盾的。同时，针对特殊人群（如学生和公司员工）口罩使用的高质量研究证据较为缺乏，长期使用口罩所带来的不良反应（如皮肤过敏和呼吸急促）及使用口罩的最佳暴露环境，还需要进一步研究。

【案例解析】

　　证据图谱作为一种新型证据综合研究方法，与其他证据综合研究方法相比，其研究周期较短，可为决策者快速反应提供证据依据。在新冠疫情暴发后相当长的时间里，戴口罩的有效性和安全性备受关注，该研究团队以此为背景，应用证据图谱的方法，对相关高质量设计的研究进行了全面分析汇总，以发现口罩的有效性和证据的空白，为决策者和研究者提供了及时有效的证据依据。该研究的制作包括了"制定纳入与排除标准""全面证据检索""数据提取""质量评价""证据图谱的结果呈现"等证据图谱研究的关键步骤，对综合性数据库及灰色文献进行了全面的检索，纳入相关的高质量研究设计的证据（随机对照试验和系统评价），通过 AMSTAR-2 和 ROB 工具对纳入的研究进行了质量评价，同时用气泡图从四个维度（研究人群，随机对照试验的样本量或系统评价纳入研究的数量，结论分类，质量评价）进行了结果呈现，同时该研究根据某一研究中研究结果和结论两部分的描述确定最终研究所得出的结论分类，这在某种意义上可以避免仅根据研究结果或研究结论而确定政策建议所造成的不良结果。最终证据图谱的结果显示：①与不戴口罩相比戴口罩似乎可以有效地阻断或减少呼吸道病毒的传播；②N95 口罩与普通医用口罩有效性差异尚不明确；③长期戴口罩的安全性和最佳暴露环境相关研究较少。

参 考 文 献

李伦, 杨克虎, 田金徽, 等, 2011. 一种新的证据总结方法——证据图简介[J]. 中国循证儿科杂志, 06(3): 230-232.

李艳飞, 李秀霞, 李睿, 等, 2020. 证据图谱的制作与报告[J]. 中国循证医学杂志, 20(9): 1098-1103.

刘雅莉, 袁金秋, 杨克虎, 等, 2011. 系统评价再评价的制作方法简介及相关资料分析[J]. 中国循证儿科杂志, 6(1): 58-64.

Katz D L, Williams A L, Girard C, et al, 2003. The Evidence Base for Complementary and Alternative Medicine: Methods of Evidence Mapping with application to CAM [J]. Altern Ther Health Med, 9(4): 22-30.

Yanfei L, Zhipeng W, Jingyun Z, et al, 2021. Wearing Masks to Reduce the Spread of Respiratory Viruses: A systematic evidence mapping[J]. Annals of Translational Medicine, 9(9): 811-826.

第十四章　社区心血管疾病预防计划的实施研究

【案例来源】

Ndejjo R, Wanyenze R K, Nuwaha F, Bastiaens H, Musinguzi G. Barriers and Facilitators of Implementation of a Community Cardiovascular Disease Prevention Programme in Mukono and Buikwe Districts in Uganda Using the Consolidated Framework for Implementation Research[J]. Implementation Science, 2020，15(1):106. DOI: 10.1186/s13012-020-01065-0.

【案例回顾】

（一）研究背景

据统计，2016 年全球约有 4 000 万以上的人口因慢性非传染性疾病（Non-communicable Diseases, NCD）死亡，占全球死亡人口总数的 71%。在低收入和中等收入国家中，NCD 的影响更甚。随着疾病负担向 NCD 的转移，非传染性疾病在撒哈拉以南非洲的患病率不断增加。这些地区每年约有 100 万以上的人口因心血管疾病死亡，其中一些风险因素也在增加。乌干达等撒哈拉以南非洲国家卫生系统应对心血管疾病等慢性疾病的能力仍有不足，在人力资源、设备和药物方面均存在不足。为解决心血管疾病负担，实施以健康促进和疾病预防为前提、具有成本效益、可持续的全社区干预措施，成为低收入国家的主要举措。了解全社区非传染性疾病预防和控制计划在实施中的障碍和促进因素对疾病预防和控制至关重要。然而，大多数研究只关心这种干预措施的效果，很少有研究评估措施的实施过程。

案例研究利用实施研究的综合框架（Consolidated Framework for Implementation Research, CFIR），研究了影响乌干达穆科诺（Mukono）地区和布伊奎（Buikwe）地区由社区卫生工作者（CHWs）领导的社区心血管疾病干预计划在实施过程中的障碍和促进因素（表 14-1）。

表 14-1　CFIR 维度与构成要素

CFIR 维度	构成要素
干预特征	干预来源、证据强度与质量、相对优势、可调整性、可试用性、复杂性、设计质量与组合、成本
外部因素	患者需求与资源、外部协作、同行压力、外部政策与激励

CFIR 维度	构成要素
内部因素	组织的结构特征、协作与沟通、文化、实施氛围（变革迫切性、兼容性、相对优先性、组织激励与奖励、目标与反馈、学习氛围）、实施准备程度（领导力投入、可用资源、知识与信息的可及性）
个体特征	有关干预的知识与信念、自我效能感、个体所处的变革阶段、个体对组织的认同感、其他个人特点
过程	计划、动员（意见领袖、正式任命的内部实施领导者、拥护者、外部变革推动者）、执行、反思与评价

（二）研究方法

这项定性研究是在 CFIR 框架指导下的 Ⅱ 型混合阶梯式楔形分组试验的过程评估。通过干预实施的第一个周期（6 个月）期间进行的定期会议和焦点小组讨论收集信息。第一个周期共有 20 名社区卫生工作者参与了 20 个村庄的实施计划。在借助 Nvivo 12.6（澳大利亚 QSR 公司发行的一款用于质性分析的软件）进行归纳主题分析后，对会议报告和焦点小组讨论记录进行分析，以生成新的主题和次主题，然后使用演绎分析法将主题和次主题映射到 CFIR 的领域和结构中。

（三）研究结果

社区干预措施实施的障碍因素是：干预措施的复杂性、与社区文化的兼容性、缺乏有利于行为改变的环境及社区成员对社区卫生工作者的不信任。同时，对心血管疾病的认识不足、竞争性需求和不利政策也阻碍了干预措施的实施。社区干预措施实施的促进因素有：投入和保护性设备的可用性、对社区卫生员的培训、与社区结构包括领导人和团体的合作、频繁的支持、监督和参与、获得高质量的卫生服务。如图 14-1 所示，在 CFIR 的 39 个构成要素中，有 26 个构成要素被确定为干预实施成功或失败的驱动因素。其中，4 个是主要的障碍因素，16 个是促进因素，6 个既是障碍又是促进因素。

在 CFIR 框架中，焦点小组收集的信息被分为 4 个维度，即干预特征、外部因素、内部因素、个体特征。在干预特征维度中，又分为 4 个主题：①干预的设计、复杂性和适应性；②投入用品的质量和数量；③实地工作的过程；④成本费用。每个主题分别收集了实施过程中的障碍和促进因素。以干预的设计、复杂性和适应性主题为例（表 14-2），其中障碍因素有：①干预实施范围广泛；②表格填写和计算困难；③干预活动耗时；④行为改变不易；⑤社区成员流动性大，难以开展。促进因素有：①将干预措施纳入日常活动；②心脏筛查中风险识别的重点教育；③在进行个人咨询前，对家庭成员进行一般风险教育；④利用公众集会进行访谈，或在晚上和周末开展。

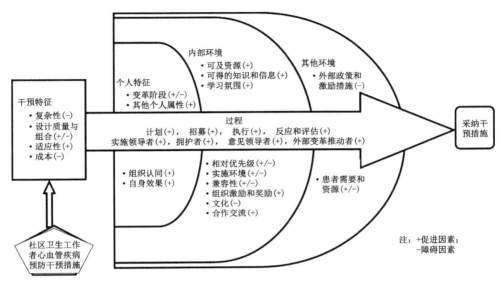

图 14-1 CFIR 的构建及其对社区心血管疾病预防干预实施的影响

表 14-2 预防心血管疾病干预措施实施的障碍和促进因素（干预的设计、复杂性和适应性主题）*

CFIR 维度和构成要素	主题	副主题（障碍因素）	副主题（促进因素）
干预特征 ▪ 设计质量与组合 ▪ 复杂性 ▪ 适应性 ▪ 成本	干预设计、复杂性与适应性	• 干预实施范围广泛 • 表格填写和计算困难 • 干预活动耗时 • 行为改变不易 • 社区成员流动性大，访谈期间无人在家	• 将干预纳入日常活动 • 心脏筛查中风险识别的重点教育 • 在进行个人咨询前，对家庭成员进行一般风险教育 • 利用公众聚会进行访谈，或在晚上和周末开展

*以干预特征维度为例

（四）研究结论

运用 CFIR 框架，研究探索了在低收入背景下，社区心血管疾病预防计划实施成功与失败的因素。一方面，干预的复杂性、文化相容性、有利于行为改变的环境以及社区卫生人员的因素（如人员结构和竞争性）等，需要在干预计划和实施过程中给予重点关注。另一方面，加强设备投入，全面培训社区卫生人员，与社区协作，经常支持性监督和参与行为，以及提高获得优质医疗服务的机会，对于促进干预成功实施非常重要。这些因素为设计有影响力的、可扩展的和可持续的社区非传染性疾病的预防和控制计划提供了重要参考。

【案例解析】

这是一篇实施因素方面的研究，使用实施研究综合框架（CFIR），探讨了在乌干达穆科诺和布伊奎地区实施社区心血管疾病预防计划的障碍和促进因素。在研究设计与研究方法方面，作者团队采用的是定性研究设计，目的是对正在进行的Ⅱ型混合阶梯式楔形分组试验的过程进行评估；收集数据的方法采用的是定期会议和焦点小组讨论（Focus Group Discuss, FGD）；资料分析的方法有主题分析、演绎分析和框架分析。在研究结果部分，主要报告内容分为社区卫生工作人员的特征、实施障碍因素与促进因素、干预措施特征、外部环境、内部环境、干预对象的特征等六大部分，极大程度地综合分析了社区心血管疾病预防计划的障碍和促进因素，较为系统全面地回答了研究问题。

这项案例只是一项实施研究的一个部分（用定性研究方法分析了干预实施中的促进及障碍因素），属于实施科学的一个环节，并未反映整个实施研究的全貌，故其研究报告并不完全适用于 StaRI 报告规范，但也为其他实施研究提供了较好的参考范例。

参 考 文 献

陈文嘉，徐东，李慧，等，2020. 实施科学理论的分类与介绍[J]. 中国循证医学杂志，20(8): 986-992.

谢润生,徐东,李慧，等，2020. 医疗卫生领域中实施科学的研究方法[J]. 中国循证医学杂志，20(9): 1104-1110.

Damschroder L J, Aron D C, Keith R E, et al, 2009. Fostering Implementation of Health Services Research Findings into Practice: A consolidated framework for advancing implementation science[J]. Implementation Science, 4: 50.

Ndejjo R, Wanyenze R K, Nuwaha F, et al, 2020. Barriers and Facilitators of Implementation of a Community Cardiovascular Disease Prevention Programme in Mukono and Buikwe Districts in Uganda Using the Consolidated Framework for Implementation Research[J]. Implementation Science, 15(1): 106.

Peters D H, Tran N T, Adam T, et al, 2013. Implementation Research in Health: A Practical Guide[J]. Switzerland: WHO Document Production Services.

Pinnock H, Barwick M, Carpenter C R, et al, 2017. Standards for Reporting Implementation Studies (StaRI) Statement[J]. BMJ, 356: i6795.

第十五章　重离子放射治疗技术评估

【案例来源】

李美萱. 重离子放射治疗技术评估[D]. 兰州：兰州大学，2020.

【案例回顾】

（一）研究背景

恶性肿瘤是严重威胁全球人类健康的主要疾病之一，预计将成为 21 世纪全球人类死亡的主要原因和延长预期寿命的最大障碍。目前治疗肿瘤的方法主要包括外科手术、放射治疗、化学治疗和生物治疗等，其中放射治疗是治疗恶性肿瘤的重要方法之一。然而在常规放射治疗过程中，由于肿瘤对辐射敏感性较低，正常组织会不可避免地受到射线辐射，造成不同部位正常组织不同程度的损伤。重离子射线已被誉为 21 世纪放射治疗肿瘤最理想的射线。与当前广泛使用的 X 射线、γ 射线等常规射线相比，重离子最突出的优势是具有独特的物理学和生物学优势，会在射程末端释放出大部分能量，形成 Bragg 峰，将肿瘤置于高剂量的 Bragg 峰内，有利于在精准杀死肿瘤细胞的同时，保护正常组织和相关脏器。近年来，重离子放疗的应用越来越广泛，然而，重离子放疗价格昂贵备受争议，且其有效性、安全性和经济性尚未被系统评估。研究旨在以早期非小细胞肺癌为例，通过系统评价评估重离子放射治疗的有效性和安全性，并收集文献和真实医疗环境中的数据，通过建立决策树模型评估其经济性。

（二）研究方法

1. 系统评价和 Meta 分析　系统检索 PubMed，EMBASE，Web of Science，Cochrane Library，中国生物医学文献数据库，中国知网和万方数据知识服务平台，搜集关于重离子放射治疗早期非小细胞肺癌的相关研究。由两名及以上研究人员独立地进行研究筛选、偏倚风险评估和数据提取后，运用 R 3.4.2 软件对总生存率、肿瘤局部控制率、不良反应等结局指标进行 Meta 分析，从文献证据层面评估重离子放射治疗非小细胞肺癌的有效性和安全性。

2. 成本效果分析　基于现场调查和文献查阅收集的成本、效果参数及转移概率，利用 TreeAge Pro 2011 软件构建决策树模型，进行重离子、质子和光子立体定向放射治疗早期非小细胞肺癌的成本效果比较分析。以世界贸易组织（World Trade Organization, WTO）推荐的 3 倍人均 GDP 作为阈值，判断以上三种技术是否具有成本效果，通过暴风图判断可能影响分析结果的因素，并针对以上因素进行敏感性分析，探索结果的稳定性。

（三）研究结果

1. 有效性和安全性　　研究共纳入 12 项重离子放射治疗早期非小细胞肺癌有效性和安全性相关的临床试验，质量评价结果显示，纳入研究整体质量偏低。随机效应 Meta 分析结果显示，重离子放疗患者 1 年、3 年、5 年总生存率分别为 96%（90%，100%）、76%（69%，82%）、45%（33%，56%）；2 年、3 年、5 年肿瘤局部控制率分别为 90%（82%，99%）、87%（81%，92%）和 87%（75%，99%）；重离子放射治疗患者 3 级和 4 级放射性皮炎发生率均为 2%，3 级放射性肺炎发生率为 4%（表 15-1）。

表 15-1　重离子放疗早期非小细胞肺癌的有效性和安全性结果总结表

结局指标	文献数量（篇）	样本量	发生率（%）	95% CI	I^2（%）
1 年总生存率	2	51	96	90～100	0
3 年总生存率	4	171	76	69～82	0
5 年总生存率	7	359	45	33～56	80
2 年局部控制率	3	206	90	82～99	76
3 年局部控制率	4	157	87	81～92	0
5 年局部控制率	4	185	87	75～99	88
3 级放射性皮炎	2	92	2	0～5	0
4 级放射性皮炎	1	41	2	0～7	-
3 级放射性肺炎	6	355	4	2～5	0

2. 经济性　　成本效果分析结果显示，质子放射治疗成本高、总生存率低，为劣势方案。重离子相对于光子立体定向放射治疗的增量成本效果比（Incremental Cost Effective Ratio, ICER）值为 10 603.86 元，即使用重离子放射治疗非小细胞肺癌每增加 1% 的 2 年总生存率需要花费 10 603.86 元，小于意愿支付阈值，说明重离子放射治疗相比于光子立体定向放射治疗早期非小细胞肺癌具有经济性。敏感性分析结果显示，重离子放射治疗的成本对结果影响较大（图 15-1）。

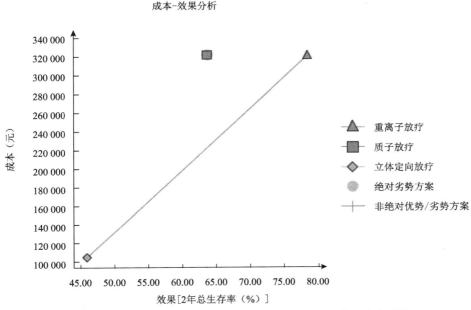

成本-效果分析

图 15-1　重离子/质子/立体定向放疗早期非小细胞肺癌的成本效果

（四）研究结论

在有效性和安全性方面，现有证据表明，重离子放射治疗早期非小细胞肺癌的总生存率和肿瘤局部控制率均高于常规放射治疗，不良反应有 3～4 级放射性皮炎和放射性肺炎（发生率为 2%～4%），均低于常规放射治疗。在经济性方面，重离子加速器引进价格昂贵，但其相比于质子和光子立体定向放射治疗早期非小细胞肺癌具有成本效果优势。总体而言，重离子放射治疗非小细胞肺癌相关证据质量较低，且多为单臂临床试验，缺乏对照研究，未来还需要更多高质量的随机对照试验及真实世界研究来进一步评估重离子放射治疗的有效性、安全性和经济性。

【案例解析】

从卫生技术评估方式上看，以上案例应为一项快速卫生技术评估。所谓快速卫生技术评估，是在方法合理情况下通过简化评估流程及程序快速获得评估结果，从而为卫生决策提供参考依据的一种方式。案例以早期非小细胞肺癌为例，系统评价了重离子放射治疗的有效性、安全性和经济性。从确定评估主题到收集数据，最后到评估结果和结论的呈现，整个评估过程透明严谨，基本遵从 INAHTA 报告规范。评估方法采用二次研究和原始研究相结合的方式，首先运用系统评价和 Meta 分析的方法评估了重离子放疗的患者总生存率、肿瘤局部控制率和不良反应发生率；其次，收集真实医疗环境中的数据，并结合文献查阅参数，通过构建决策树模型评估了重离子放疗的成本–效果，其评估结果较为可靠。但由于获得数据有限，此项卫生技术评估也存在几点不足：首先，没有对评估结果进行监测和后效评价，但其指出受纳入研究数量和质量的限制，有效性和安全性评估结果尚待更多高质量研究予以验证；其次，评估内容仅包括有效性、安全性和经济性，未考虑社会性等，未来还需要更多高质量的研究来验证评估结果，并从政治、经济、文化、伦理和道德等方面评估技术的社会性；最后，经济性评价方面仅进行了成本–效果分析，成本–效益、成本–效用等指标的评估还有所缺乏，且评估结果受到数据时间和空间的限制。对于此项卫生技术评估，还需进行持续更新。

参 考 文 献

李美萱, 2020. 重离子放射治疗技术评估[D]. 兰州: 兰州大学.

李幼平, 2014. 循证医学(第 1 版)[M]. 北京: 人民卫生出版社.

孙鑫，杨克虎, 2021. 循证医学(第 2 版)[M]. 北京: 人民卫生出版社.

INAHTA. A Checklist for Health Technology Assessment Reports[EB/OL]. [2021-09-21]. http://www.inahta.org/hta-tools-resources/briefs/#checklist.

第十六章　提升艾滋病病毒感染者全面护理的政策简报

【案例来源】

Wilson M G, Mattison C A, Gao C, Scallan E M, Kendall C E, Lavis J N. Evidence Brief: Enhancing the Delivery of Comprehensive Care for People Living with HIV in Canada[EB/OL]. Canada: McMaster Health Forum. [2021-09-17]. https://www.mcmasterforum.org/docs/default-source/product-documents/evidence-briefs/hiv-eb.pdf?sfvrsn=c63d57d5_13.

【案例回顾】

（一）简报背景

目前加拿大的许多省份和地区考虑继续进行优先卫生系统的改革，包括对有复杂疾病患者进行综合护理（即提供协调、全面和持续的护理）及跨专业的（即家庭和社区护理、初级护理、专科护理、康复护理、长期护理和公共卫生）服务，但这对艾滋病病毒（Human Immunodeficiency Virus, HIV）感染者的护理带来了独特的挑战，如污名化和歧视、贫困、食品安全、认知障碍等。因此，加拿大各省和地区的卫生系统有必要对这些问题做出回应，确保为加强对复杂疾病患者的护理而做出努力。鉴于各地区卫生和社会系统的情况不同，需要采取不同方法帮助相应地区卫生和社会系统逐步实现最佳护理。希望通过制订卫生政策简报为应对挑战提供当前可得的最佳证据。

（二）简报制订方法

1. 政策简报准备步骤　政策简报的准备包括五部分：①组建由伙伴组织（和/或主要利益相关者团体）和 MHF 的代表组成的指导委员会；②指导委员会与关键信息提供者协商，制定和完善政策简报的职权范围，特别是问题框架以及解决该问题潜在综合方案的三个要素的概念框架；③识别、遴选、评价和综合问题、方案要素和实施考虑的相关研究证据；④起草政策简报，以简明易懂的语言呈现全球和本地研究证据；⑤根据审查者的意见，最终确定政策简报。

2. 政策简报的证据综合与评价　通过从已发表的研究及灰色文献中获取相关证据，使用 MEDLINE 数据库，检索适用性、护理过程和结果方面的信息。通过查阅一些国内和国际组织的网站来检索灰色文献，如加拿大安大略省艾滋病治疗网络、不列颠哥伦比亚省艾滋病卓越中心、加拿大 HIV 和丙型肝炎信息资源网站、加拿大公共卫生局、经济合作与发展组织及联合国艾滋病规划署等。优先考虑最近发表和在当地适用的（在加拿大进行的）研究证据，同时需要考虑公平性的证据。使用 AMSTAR 工具评估系统评价的方法学质量，评价结果分为高分数（8 分或 8 分以上），中等分数（4~7 分），低分数（4 分以下）。AMSTAR 工具是为评估侧重于临床干预的系统评价而开发的，因此并非所有的标准都适用于与卫生系统内的交付、财务或治理安排有关的系统评价。某些情况下，总分并不是 11 分，则说明该工具的某个方面不适用，比如在比较评分时，得分是 8/8 与 11/11 的系统评价的质量一般是相当的，这两个评分都被认为是高分的，表明读者对系统评价的结论有很高的信心。不过，低分并不意味着该系统评价应该被排除，而只是表明对其结论的信心不足，需要对系统评价进行仔细评估以确定其局限性。

3. 政策简报公平性考虑　所要解决的问题或多或少地影响社会中的某些群体，解决问题要素的收益、危害和成本，以及实施考虑可能因群体而异。有时需要考虑不同的群体特性，可以使用"PROGRESS"方法，内容为：①居住地（ Place of Residence），如农村和偏远地区人口；②种族/民族/文化（ Race/Ethnicity/Culture），如第一民族和因纽特人、移民人口和少数语言群体；③更普遍的职业或劳动力市场经历的群体（ Occupation or Labour-market Experiences More Generally），如"不稳定的工作"安排；④性别（ Gender）；⑤宗教（ Religion）；⑥教育程度，如卫生知识普及（ Educational Level）；⑦社会经济地位（ Socioeconomic Status），如经济弱势群体；⑧社会资本/社会排斥（ Social Capital/Social Exclusion）。除此之外，此政策简报力求覆盖所有加拿大人，但（在可能的情况下）需要特别关注的群体是原住民群体。

（三）政策简报的关键内容

1. 卫生问题　在加拿大，加强对 HIV 感染者的全面护理所面临的挑战包括：①艾滋病的负担仍然是一个重要的公共卫生问题，并继续影响那些在社会上经常被歧视和边缘化的人；②正在接受药物治疗的 HIV 感染者携带病毒生活的时间长，并且有更多的慢性病；③在实现减少 HIV 负担的目标方面仍需取得进展，这需要解决 HIV 感染者经常面临的复杂和相互关联的挑战；④系统层面的许多因素会使 HIV 感染者在过渡期护理、获得跨卫生和社会系统的支持方面变得复杂。

2. 解决问题潜在综合方案的三个要素

要素 1：加强在卫生系统内的艾滋病毒全面护理。

要素 2：在整个社会系统中提供支持以应对艾滋病毒感染者所面临的挑战。

要素 3：通过快速学习和改进的方法，逐步加强卫生和社会系统。

在详细展开描述每个要素之前，对公民小组讨论中所形成的 10 条核心公民价值观和偏好进行总结，如平等地获得健康和社会服务、隐私（如 HIV 检测结果）、患者或客户、医疗服务提供者、卫生和社会系统内组织之间的信任关系等。以第一个要素为例，先对这一要素进行解释和剖析，然后呈现两方面的关键发现，首先是来自公民小组讨论获得的公民偏好与价值观，详见表 16-1。

表 16-1 要素一：公民价值观与偏好的汇总

价值表现	如何实施该要素的偏好
● 公平/平等地获得健康服务 ● 赋权（如，自我主张） ● 隐私（如，对于 HIV 检测结果） ● 卫生系统内的患者、医务人员和专业人员和组织之间的信任关系 ● 卫生系统内的患者、卫生专业人员和组织之间的合作	● 通过跨专业的团队护理，增加获得全面护理的机会。护理站是一个提供服务的场所，进行护理点测试、跟踪和咨询治疗方案的咨询 ● 确保检测的私密性，在全国范围内增加护理点检测的可用性和公平性。确保检测的私密性，在加拿大各地增加护理点检测的可用性和平等性 ● 提供自我检测的选择（对这一问题的看法不一，有些人担心在阳性诊断后缺乏与所需护理支持的联系） ● 缩小耻辱感，在患者和医务人员之间建立信任关系（如，通过重新开展公共教育工作） ● 通过教育赋予自我主张的权力 ● 改进电子健康记录，以实现护理的无缝过渡（如，一个普遍可访问的电子健康记录系统，易于使用、安全，所有参与护理的各方都能看到的电子健康记录系统） ● 将医疗服务带到个人身边，特别是边缘化和难以接触到的人群

其次是对纳入的系统评价中的证据进行总结与评估，总共纳入了 18 项与加强卫生系统内艾滋病毒综合护理相关的系统评价，通过从获益、潜在危害、成本和/或与成本效益、效益和潜在危害的不确定性、地方适应性（若在其他地方尝试，政策方案的关键因素）、利益相关者的观点和经验这六个方面进行研究证据综合以总结关键发现，详见表 16-2（仅列出要素一）。

表 16-2 要素一：卫生系统内加强全面的 HIV 护理有关的系统评价主要结论的总结

类别的发现	关键发现总结
获益	改善护理点检测（如，获得检测和由谁提供检测） ● 一项高质量系统评价表明，护理点的 CD4 检测可以改善开始抗逆转录病毒治疗（ART）前的护理保留率，也可以减少资格评估的时间 ● 一项低质量系统评价发现，年轻人接受并喜欢快速护理点的 HIV 检测，与选择传统检测方法的患者相比，选择快速检测方法的患者更有可能在随访期间收到检测结果 采用以患者为中心和"全身"的护理方法
潜在危害	● 一项高质量系统评价发现，有几个因素与延迟或没有进行 HIV 护理联系有关：（1）通过异性接触或注射毒品获得 HIV；（2）诊断时年龄较小；（3）教育水平较低；（4）诊断时感觉良好；（5）在性传播感染诊所之外被诊断出来 ● 一项低质量系统评价发现，患者与医生之间的不良关系对 HIV 治疗的联系和保留有负面影响，可以通过对医生的教育来解决
成本和/或与成本效益	未发现经济评价或成本相关研究以提供有关成本或成本效益的信息

续表

类别的发现	关键发现总结
效益和潜在危害的不确定性（若采用该方案，可能需要进行监测和评估）。	● 不确定，因为没有发现系统评价 - 不适用 ● 不确定，因为尽管系统评价中进行了全面检索，但没有发现任何研究 - 不适用，没有发现"空"系统评价 ● 从系统综述中没有得到明确的信息 - 采用以病人为中心和"全身"的护理方法 ○ 一项高质量系统评价评估了向医生提供用药依从性反馈的效果，其发现向医生提供反馈并没有改善处方药的依从性、患者结局或卫生资源的使用，因此没有得出明确的信息 ○ 一项高质量系统评价中，没有明确的证据表明社会心理团体干预对成人艾滋病患者的焦虑、压力和应对的影响 ○ 一项高质量系统评价发现，虽然健康信息的共享有利于服务间的交流，并且被一些患者认为是重要的，但也存在对安全和保密性的担忧 ○ 一项低质量系统评价发现，虽然基于专科的护理有利于改善病人的健康状况，但对其他护理模式（即基于高级医师的护理、基于团队的护理和共享护理）的研究数据有限
地方适应性（若在其他地方尝试，政策方案的关键因素）	未发现有系统评价提供关于关键因素的信息
利益相关者的观点和经验	采用以病人为中心和"全身"的护理方法 ● 一项概况性评价发现，HIV 感染者最常报告的关于艾滋病患者对医疗服务的观点包括：（1）工作人员对患者的待遇，这表明患者经常描述工作人员不近人情、匆忙、歧视和/或批评；（2）等待时间长；（3）经济资源有限或难以支付服务费；（4）害怕隐私泄露 ● 一项叙述性评价发现，老年人中 HIV 检测率的下降可能是由于老年患者不认为自己有感染 HIV 的风险

3. 关键实施考虑因素　　实施的主要障碍可能是资金在卫生和社会系统内部是相互孤立的，这使得这些要素所需的资金流动的灵活性难以实现。《泛加拿大性传播和血液感染行动框架》[The Pan-Canadian Sexually Transmitted and Bloodborne Infections(STBBI)Framework]为解决简报中描述的问题提供了突破口，详见表 16-3（仅列出要素一）。

表 16-3　要素一：实施方案的潜在障碍及潜在机会窗口

层面	潜在障碍	潜在机会窗口
患者/个人	● 患者可能没有能力管理其护理的某些方面 ● 污名可能对寻求护理和保留护理造成障碍 ● 生活在农村和偏远地区的患者可能会面临交通困难	● 整体的 泛加拿大性传播和血液感染行动框架为实现全球目标提供指导，并为各省/地区、联邦政府、组织和利益相关者提供合作机会
服务提供者	● 在农村和偏远地区工作的提供者可能无法获得他们需要的支持以提供全面的护理 ● 提供者可能无法获得适当的诊断工具，特别是在农村和偏远地区	● 针对要素的 该要素的许多组成部分可以建立一些省和地区的卫生和社会系统的改革上，以加强对复杂病症患者的综合护理
组织	● 提供 HIV 项目的组织可能发现很难进行协调工作	
系统	● 引入新的护理服务方式可能需要改变组织管理和提供者的监管框架，以及为这些新方案的资金支付和薪酬机制	

【案例解析】

该政策简报回顾了加拿大加强艾滋病毒携带者全面护理的当前可得最佳研究证据，汇集了关于此卫生问题的全球和本地研究证据、解决问题潜在综合方案的三个要素，以及关键的实施考虑因素。在可能的情况下，政策简报总结了从系统评价和原始研究中提取的研究证据。该政策简报不包含推荐意见，这将要求简报的目标用户根据他们的个人价值观和偏好做出判断，并且可能会优先考虑谁（目标用户）的价值观和偏好在做出这种判断时更重要。

在结构及内容方面，该政策简报包括关键信息、完整简报、参考文献和附件四部分内容，其完整政策简报中包括了所需解决的卫生问题、解决问题潜在替代方案的三个要素、实施考虑因素。关键信息则是对简报完整内容的精练总结，在此简报的开篇以单页的形式呈现，精练地描述了卫生问题、基于系统评价对解决卫生问题潜在综合方案的三个要素及实施考虑，以让目标用户或读者能快速获取政策简报最核心的内容。以第一个要素为例，关键信息中包括了干预方式（综合提供安排、更灵活的财务安排及卫生和社会系统中更灵活的治理安排），明确了综合 15 项系统评价所得到的结果，精练地总结了要素所需的资金流动的灵活性难以实现的障碍，以及通过《泛加拿大性传播和血液感染行动框架》这一政策窗口应对实施障碍。简报在附件部分呈现了不同干预方式的系统评价的详细解读及评价，包括 AMSTAR 的评估结果及适用性的评价，如评价在加拿大进行的研究比例（审查在当地的适用性）、明确涉及原著人群的研究比例（对优先群体的适用性），以及关注艾滋病毒的研究比例（问题的适用性方面）。

政策简报在 MHF 网站中以英语和法语版本发表，同时提供了以下拓展内容：①利益相关者对话的总结：除了对政策简报中的主要三部分内容进行审议，还对未来可采取干预措施的下一步计划进行讨论；②视频访谈：对参与利益相关者对话及政策简报评审人员进行视频访谈（1 位决策者和 6 位利益相关者）以获得更多的见解；③公民简报：整理公民小组成员们分享的想法和经验，用来激发公民对这一问题提供可参考的价值观、新理解，以及如何解决这一问题的见解；④公民小组讨论总结：对三次公民小组讨论的内容进行总结，描述了参与者之间的相同和不同的意见和观点，并在可能的情况下确定不同立场的价值观。

政策简报的目的是为决策者提供可及的证据，仅作为决策辅助工具，不应使决策者仅依据政策建议进行决策。该政策简报从不同的对话视角（利益相关者对话和公民小组）获得更多见解，同时考虑公平性原则以确保政策简报的透明性和适用性。

参 考 文 献

张静怡, 2021. 循证卫生政策简报的报告规范研究[D]. 兰州: 兰州大学.

Lavis J N, Davies H, Oxman A, et al, 2005. Towards Systematic Reviews that inform Healthcare Management and Policymaking[J]. Journal of health services research and policy, 10(Suppl 1): 35-48.

Wilson M G, Mattison C A, Gao C, et al. Evidence Brief: Enhancing the Delivery of Comprehensive Care for People Living with HIV in Canada[EB/OL]. Canada: McMaster Health Forum. [2021-09-17]. https://www.mcmasterforum.org/docs/default-source/product-documents/evidence-briefs/hiv-eb.pdf?sfvrsn=c63d57d5_13.

附录一 Cochrane Library 循证卫生决策相关主题信息一览表

序号	主题	类型	文献数量
1	Child health（儿童健康）	Cochrane Reviews（全文）	2742
		Cochrane Protocols（计划书）	373
		Clinical Answers（临床答案）	1009
2	Consumer & communication strategies（消费者和沟通策略）	Cochrane Reviews（全文）	97
		Cochrane Protocols（计划书）	22
		Clinical Answers（临床答案）	26
3	Developmental, psychosocial & learning problems（发育、社会心理和学习问题）	Cochrane Reviews（全文）	207
		Cochrane Protocols（计划书）	72
		Clinical Answers（临床答案）	41
4	Effective practice & health systems（卫生系统与有效实践）	Cochrane Reviews（全文）	207
		Cochrane Protocols（计划书）	57
		Clinical Answers（临床答案）	106
5	Health & safety at work（职业卫生与安全）	Cochrane Reviews（全文）	144
		Cochrane Protocols（计划书）	19
		Clinical Answers（临床答案）	33
6	Health professional education（卫生职业教育）	Cochrane Reviews（全文）	4
		Cochrane Protocols（计划书）	8
		Clinical Answers（临床答案）	2
7	Infectious disease（传染病）	Cochrane Reviews（全文）	821
		Cochrane Protocols（计划书）	171
		Clinical Answers（临床答案）	391
8	Insurance medicine（保险医学）	Cochrane Reviews（全文）	433
		Cochrane Protocols（计划书）	210
		Clinical Answers（临床答案）	190

序号	主题	类型	文献数量
9	Mental health（精神健康）	Cochrane Reviews（全文）	657
		Cochrane Protocols（计划书）	205
		Clinical Answers（临床答案）	169
10	Methodology（方法学）	Cochrane Reviews（全文）	37
		Cochrane Protocols（计划书）	16
		Clinical Answers（临床答案）	1
11	Public health（公共卫生）	Cochrane Reviews（全文）	104
		Cochrane Protocols（计划书）	32
		Clinical Answers（临床答案）	40
12	Reproductive & sexual health（生殖与性健康）	Cochrane Reviews（全文）	404
		Cochrane Protocols（计划书）	77
		Clinical Answers（临床答案）	148
13	Tobacco, drugs & alcohol（烟草、毒品和酒精）	Cochrane Reviews（全文）	184
		Cochrane Protocols（计划书）	32
		Clinical Answers（临床答案）	89

附录二　3ie 循证卫生决策相关文献信息一览表

序号	年份	研究领域	类型	题目
1	2021	Health（健康）	Impact evaluation（影响评估）	Impacts of supportive feedback and nonmonetary incentives on child immunisation in Ethiopia
2	2021	Health（健康）	Evidence gap map（证据差距图）	The effects of food systems interventions on food security and nutrition outcomes in low- and middle-income countries
3	2021	Social protection（社会保障）	Working paper（工作论文）	The policies that empower women: empirical evidence from India's National Rural Livelihoods Project
4	2021	Water, sanitation and hygiene（水，环境与个人卫生）	Working paper（工作论文）	Understanding barriers to and facilitators of latrine use in rural India
5	2021	Social protection（社会保障）	Systematic review（系统评价）	Strengthening intergroup social cohesion in fragile situations
6	2021	Water, sanitation and hygiene（水，环境与个人卫生）	Learning summary（学习总结）	Using behavioural science to support latrine use in rural India: findings from behaviour change interventions in Gujarat
7	2021	Water, sanitation and hygiene（水，环境与个人卫生）	Learning summary（学习总结）	Using behavioural science to support latrine use in rural India: findings from behaviour change interventions in Odisha
8	2021	Water, sanitation and hygiene（水，环境与个人卫生）	Learning summary（学习总结）	Using behavioural science to support latrine use in rural India: findings from behaviour change interventions in Karnataka
9	2021	Water, sanitation and hygiene（水，环境与个人卫生）	Learning summary（学习总结）	Using behavioural science to support latrine use in rural India: findings from behaviour change interventions in Bihar
10	2021	Health（健康）	Brief（证据简报）	The effects of food systems interventions on food security and nutrition outcomes in low- and middle-income countries
11	2021	Water, sanitation and hygiene（水，环境与个人卫生）	Brief（证据简报）	Using behavioural science to support latrine use in rural India: findings from behaviour change interventions in Gujarat
12	2021	Water, sanitation and hygiene（水，环境与个人卫生）	Brief（证据简报）	Using behavioural science to support latrine use in rural India: findings from behaviour change interventions in Odisha
13	2021	Water, sanitation and hygiene（水，环境与个人卫生）	Brief（证据简报）	Using behavioural science to support latrine use in rural India: findings from behaviour change interventions in Karnataka

续表

序号	年份	研究领域	类型	题目
14	2021	Water, sanitation and hygiene （水，环境与个人卫生）	Brief （证据简报）	Using behavioural science to support latrine use in rural India: findings from behaviour change interventions in Bihar
15	2020	Health （健康）	Impact evaluation （影响评估）	Impacts of the Stimulate, Appreciate, Learn and Transfer community engagement approach to increase immunization coverage in Assam, India
16	2020	Health （健康）	Impact evaluation （影响评估）	Impacts of a novel mHealth platform to track maternal and child health in Udaipur, India
17	2020	Health （健康）	Impact evaluation （影响评估）	Impacts of engaging communities through traditional and religious leaders on vaccination coverage in Cross River State, Nigeria
18	2020	Health （健康）	Impact evaluation （影响评估）	A mixed-methods evaluation to determine the effects of a novel mHealth platform for maternal child health tracking in rural Udaipur, India
19	2020	Health （健康）	Impact evaluation （影响评估）	Evaluating the impact of interventions to improve full immunisation rates in Haryana, India
20	2020	Health （健康）	Impact evaluation （影响评估）	Impacts of community-led video education to increase vaccination coverage in Uttar Pradesh, India
21	2020	Livelihoods （生计）	Impact evaluation （影响评估）	Impact evaluation of the National Rural Livelihoods Project
22	2020	Humanitarian （人道主义）	Impact evaluation （影响评估）	The effects of vouchers for essential household items on child health, mental health, resilience and social cohesion among internally displaced persons in the Democratic Republic of Congo
23	2020	Water, sanitation and hygiene （水，环境与个人卫生）	Impact evaluation （影响评估）	Promoting latrine use in rural Karnataka using the risks, attitudes, norms, abilities and self-regulation (RANAS) approach
24	2020	Water, sanitation and hygiene （水，环境与个人卫生）	Impact evaluation （影响评估）	Improving households' attitudes and behaviours to increase toilet use in Bihar, India
25	2020	Water, sanitation and hygiene （水，环境与个人卫生）	Impact evaluation （影响评估）	Impacts of low-cost interventions to improve latrine use and safe disposal of child faeces in rural Odisha, India
26	2020	Water, sanitation and hygiene （水，环境与个人卫生）	Impact evaluation （影响评估）	The 5 Star Toilet Campaign: Improving Toilet Use In Rural Gujarat
27	2020	Water, sanitation and hygiene （水，环境与个人卫生）	Impact evaluation （影响评估）	Community toilet use in Indian slums: willingness-to-pay and the role of informational and supply side constraints
28	2020	Livelihoods （生计）	Other evaluation （其他评估）	Evaluating the Women's Advancement in Rural Development and Agriculture programme
29	2020	Health （健康）	Replication paper （再版论文）	Treatment as prevention: a replication study on early antiretroviral therapy initiation and HIV-1 transmission

续表

序号	年份	研究领域	类型	题目
30	2020	Health（健康）	Working paper（工作论文）	Implementation evidence on nutrition interventions in India
31	2020	Health（健康）	Working paper（工作论文）	Mapping implementation research on nutrition-specific interventions in India
32	2020	Livelihoods（生计）	Working paper（工作论文）	Understanding the current and potential role of self-help group federations
33	2020	Livelihoods（生计）	Working paper（工作论文）	The current and potential role of self-help group federations in India
34	2020	Social protection（社会保障）	Working paper（工作论文）	How effective are group-based livelihoods programmes in improving the lives of poor people? A synthesis of recent evidence
35	2020	Health（健康）	Brief（证据简报）	Implementation evidence on nutrition interventions in India
36	2020	Livelihoods（生计）	Brief（证据简报）	Impact evaluation of the National Rural Livelihoods Project
37	2020	Livelihoods（生计）	Brief（证据简报）	Understanding the current and potential role of self-help group federations
38	2020	Infrastructure（基础设施）	Other briefs（其他简报）	Do large-scale water infrastructure interventions reduce disease?
39	2020	Social protection（社会保障）	Other briefs（其他简报）	How effective are safety net programmes at protecting people from the socio-economic effects of COVID-19?
40	2019	Health（健康）	Impact evaluation（影响评估）	Impacts of IRC's Fifth Child Community Engagement Strategy to Increase Immunisation in Northern Uganda
41	2019	Health（健康）	Impact evaluation（影响评估）	How education about maternal health risk can change the gender gap in the demand for family planning in Zambia
42	2019	Health（健康）	Impact evaluation（影响评估）	Improving the quality of care for children with acute malnutrition in Uganda
43	2019	Governance（治理）	Impact evaluation（影响评估）	Impacts of community environmental monitoring in the Ecuadorian and Peruvian Amazon
44	2019	Health（健康）	Other evaluation（其他评估）	Collaborative community checklists for immunisation: a feasibility and acceptability study in rural Myanmar
45	2019	Governance（治理）	Systematic review（系统评价）	Does promoting citizen engagement in the governance of public services lead to improved service delivery and quality of life?
46	2019	Governance（治理）	Systematic review（系统评价）	Does incorporating participation and accountability improve development outcomes? Meta-analysis and framework synthesis
47	2019	Health（健康）	Evidence gap map（证据差距图）	Performance measurement and management in primary healthcare systems in low-and middle-income countries: an evidence gap map

序号	年份	研究领域	类型	题目
48	2019	Health（健康）	Evidence gap map（证据差距图）	Intimate partner violence prevention evidence gap map: 2018 update
49	2019	Governance（治理）	Working paper（工作论文）	How effective are transparency and accountability initiatives? An overview of new evidence
50	2019	Social protection（社会保障）	Working paper（工作论文）	Social protection: a synthesis of evidence and lessons from 3ie- supported impact evaluations
51	2019	Health（健康）	Brief（证据简报）	Performance measurement and management in primary healthcare systems in low-and middle-income countries: an evidence gap map
52	2019	Health（健康）	Brief（证据简报）	Intimate partner violence prevention evidence gap map: 2018 update
53	2019	Governance（治理）	Brief（证据简报）	Does promoting citizen engagement in the governance of public services lead to improved service delivery and quality of life?
54	2019	Governance（治理）	Brief（证据简报）	Impacts of community environmental monitoring in the Ecuadorian and Peruvian Amazon
55	2019	Governance（治理）	Brief（证据简报）	How effective are transparency and accountability initiatives? An overview of new evidence
56	2018	Health（健康）	Impact evaluation（影响评估）	Impacts of community delivery of antiretroviral drugs in Dar es Salaam, Tanzania
57	2018	Health（健康）	Impact evaluation（影响评估）	Impact Evaluation of the UNICEF-IKEA Adolescent Project in Pakistan
58	2018	Health（健康）	Impact evaluation（影响评估）	Impacts of removing user fees for maternal health services on universal health coverage in Kenya
59	2018	Health（健康）	Impact evaluation（影响评估）	Community-based distribution of oral HIV self-testing kits: experimental evidence from Zambia
60	2018	Health（健康）	Impact evaluation（影响评估）	What works to increase HIV testing for female sex workers in Kenya, Uganda and Zambia
61	2018	Health（健康）	Impact evaluation（影响评估）	Investigating the feasibility of HIV self-testing in Zambia
62	2018	Health（健康）	Impact evaluation（影响评估）	Direct provision versus facility collection of HIV tests: impacts of self-testing among female sex workers in Uganda
63	2018	Health（健康）	Impact evaluation（影响评估）	Impacts of community delivery of antiretroviral drugs in Dar es Salaam, Tanzania
64	2018	Health（健康）	Impact evaluation（影响评估）	Increasing female sex worker HIV testing: effects of peer educators and HIV self-tests in Zambia
65	2018	Health（健康）	Impact evaluation（影响评估）	Nourishing the future: targeting infants and their caregivers to reduce undernutrition in rural China
66	2018	Health（健康）	Impact evaluation（影响评估）	Improving midday meal delivery and encouraging micronutrient fortification among children in India

序号	年份	研究领域	类型	题目
67	2018	Health （健康）	Impact evaluation （影响评估）	A low-cost patient appointment and tracking system for ART at reproductive and child health clinics in Tanzania
68	2018	Health （健康）	Impact evaluation （影响评估）	Age at marriage, women's education, and mother and child outcomes in Bangladesh
69	2018	Governance （治理）	Impact evaluation （影响评估）	Can the wounds of war be healed? Experimental evidence on reconciliation in Sierra Leone
70	2018	Humanitarian （人道主义）	Impact evaluation （影响评估）	Impacts of the World Food Programme's interventions to treat malnutrition in Niger
71	2018	Humanitarian （人道主义）	Impact evaluation （影响评估）	Impact evaluation of the World Food Programme's moderate acute malnutrition treatment and prevention programmes in Sudan
72	2018	Humanitarian （人道主义）	Impact evaluation （影响评估）	Impact evaluation of WFP's programs targeting moderate acute malnutrition in humanitarian situations in Chad
73	2018	Humanitarian （人道主义）	Working paper （工作论文）	What works to improve nutrition and food security in the Sahel?
74	2018	Humanitarian （人道主义）	Working paper （工作论文）	Synthesis of impact evaluations of the World Food Programme's nutrition interventions in humanitarian settings in the Sahel
75	2018	Water, sanitation and hygiene （水，环境与个人卫生）	Evidence gap map （证据差距图）	Mapping the evidence on WASH promotion in communities, schools and health facilities
76	2018	Water, sanitation and hygiene （水，环境与个人卫生）	Systematic review （系统评价）	Using a life-cycle approach to target WASH policies and programmes in South Asia and Sub-Saharan Africa
77	2018	Humanitarian （人道主义）	Brief （证据简报）	What works to improve nutrition and food security in the Sahel?
78	2018	Health （健康）	Brief （证据简报）	What works to increase HIV testing for female sex workers in Kenya, Uganda and Zambia
79	2018	Health （健康）	Brief （证据简报）	Investigating the feasibility of HIV self-testing in Zambia
80	2018	Health （健康）	Brief （证据简报）	Impacts of community delivery of antiretroviral drugs in Dar es Salaam, Tanzania
81	2018	Health （健康）	Brief （证据简报）	A low-cost patient appointment and tracking system for ART at reproductive and child health clinics in Tanzania
82	2018	Water, sanitation and hygiene （水，环境与个人卫生）	Brief （证据简报）	Mapping the evidence on WASH promotion in communities, schools and health facilities
83	2018	Water, sanitation and hygiene （水，环境与个人卫生）	Brief （证据简报）	Using a life-cycle approach to target WASH policies and programmes in South Asia and Sub-Saharan Africa

序号	年份	研究领域	类型	题目
84	2018	Health（健康）	Replication paper（再版论文）	Preventing HIV and HSV-2 through improving knowledge and attitudes: a replication study of a multicomponent intervention in Zimbabwe
85	2018	Health（健康）	Replication paper（再版论文）	PEPFAR and adult mortality: a replication study of HIV development assistance effects in Sub-Saharan African countries
86	2018	Health（健康）	Replication paper（再版论文）	When to start ART? A replication study of timing of antiretroviral therapy for HIV-1-associated Tuberculosis
87	2017	Health（健康）	Impact evaluation（影响评估）	Integrating HIV testing with EPI: a second chance to protect infants
88	2017	Health（健康）	Impact evaluation（影响评估）	Improving maternal and child health in India
89	2017	Health（健康）	Impact evaluation（影响评估）	Impact of the Uddeepan programme on child health and nutrition in India
90	2017	Health（健康）	Impact evaluation（影响评估）	Encouraging Kenyan men to use HIV self-test kits
91	2017	Health（健康）	Impact evaluation（影响评估）	Encouraging HIV testing among truck drivers in Kenya
92	2017	Health（健康）	Impact evaluation（影响评估）	Increasing male partner HIV testing using self-test kits in Kenya
93	2017	Health（健康）	Impact evaluation（影响评估）	Promoting partner and couples HIV testing using self-test kits in Kenya
94	2017	Health（健康）	Impact evaluation（影响评估）	Can mobile message reminders help in treating TB in Pakistan?
95	2017	Health（健康）	Impact evaluation（影响评估）	Better Obstetrics in Rural Nigeria: evaluating the Midwives Service Scheme
96	2017	Social protection（社会保障）	Impact evaluation（影响评估）	General equilibrium impact assessment of the Productive Safety Net Program in Ethiopia
97	2017	Social protection（社会保障）	Impact evaluation（影响评估）	The Productive Safety Net Programme in Ethiopia: impacts on children's schooling, labour and nutritional status
98	2017	Health（健康）	Systematic review（系统评价）	Community-based health insurance: how to promote effective and equitable coverage?
99	2017	Public finance（公共财政）	Systematic review（系统评价）	Community monitoring interventions to curb corruption and increase access and quality of service delivery in low- and middle-income countries
100	2017	Social protection（社会保障）	Systematic review（系统评价）	Interventions to improve the labour market for adults living with physical and/or sensory disabilities in low- and middle-income countries: a systematic review
101	2017	Water, sanitation and hygiene（水，环境与个人卫生）	Systematic review（系统评价）	Promoting handwashing and sanitation behaviour change in low- and middle-income countries: A mixed-method systematic review

续表

序号	年份	研究领域	类型	题目
102	2017	Water, sanitation and hygiene（水，环境与个人卫生）	Systematic review（系统评价）	Incorporating the life-cycle approach into WASH policies and programmes: A systematic review
103	2017	Water, sanitation and hygiene（水，环境与个人卫生）	Systematic review（系统评价）	Handwashing and sanitation behaviour change in WASH interventions
104	2017	Water, sanitation and hygiene（水，环境与个人卫生）	Systematic review（系统评价）	Promoting handwashing and sanitation behaviour change in low-and middle-income countries
105	2017	Water, sanitation and hygiene（水，环境与个人卫生）	Systematic review（系统评价）	Short-term WASH interventions in emergency response: a systematic review
106	2017	Water, sanitation and hygiene（水，环境与个人卫生）	Systematic review summary（系统评价总结）	Short-term WASH interventions in emergency responses in low- and middle-income countries
107	2017	Health（健康）	Evidence gap map（证据差距图）	Social, behavioural and community engagement interventions for reproductive, maternal, newborn and child health: an evidence gap map
108	2017	Health（健康）	Evidence gap map（证据差距图）	Mapping the evidence on social, behavioural and community engagement for reproductive, maternal, newborn, child and adolescent health
109	2017	Governance（治理）	Evidence gap map（证据差距图）	Mapping the evidence on state-society relations
110	2017	Governance（治理）	Evidence gap map（证据差距图）	State-society relations in low- and middle-income countries: an evidence gap map
111	2017	Health（健康）	Evidence use（证据应用）	Using evidence to prevent violence against women in Uganda
112	2017	Health（健康）	Replication paper（再版论文）	Stretching HIV treatment: A replication study of task shifting in South Africa
113	2017	Health（健康）	Replication paper（再版论文）	Replicating influential HIV impact studies: lessons learned and next steps
114	2017	Health（健康）	Replication paper（再版论文）	Cash transfers and HIV/HSV-2 prevalence: a replication of a cluster randomized trial in Malawi
115	2017	Water, sanitation and hygiene（水，环境与个人卫生）	Working paper（工作论文）	Evaluating advocacy: an exploration of evidence and tools to understand what works and why
116	2017	Water, sanitation and hygiene（水，环境与个人卫生）	Scoping paper（概况论文）	Promoting latrine use in India
117	2017	Health（健康）	Brief（证据简报）	Integrating HIV testing with EPI: a second chance to protect infants
118	2017	Health（健康）	Brief（证据简报）	Community-based health insurance: how to promote effective and equitable coverage?

续表

序号	年份	研究领域	类型	题目
119	2017	Health（健康）	Brief（证据简报）	Stretching HIV treatment: A replication study of task shifting in South Africa
120	2017	Health（健康）	Brief（证据简报）	Replicating influential HIV impact studies: lessons learned and next steps
121	2017	Health（健康）	Brief（证据简报）	Mapping the evidence on social, behavioural and community engagement for reproductive, maternal, newborn, child and adolescent health
122	2017	Health（健康）	Brief（证据简报）	Improving maternal and child health in India
123	2017	Health（健康）	Brief（证据简报）	Encouraging Kenyan men to use HIV self-test kits
124	2017	Health（健康）	Brief（证据简报）	Encouraging HIV testing among truck drivers in Kenya
125	2017	Health（健康）	Brief（证据简报）	Using evidence to prevent violence against women in Uganda
126	2017	Health（健康）	Brief（证据简报）	Can mobile message reminders help in treating TB in Pakistan?
127	2017	Health（健康）	Brief（证据简报）	Mapping the evidence on state-society relations
128	2017	Water, sanitation and hygiene（水，环境与个人卫生）	Brief（证据简报）	Handwashing and sanitation behaviour change in WASH interventions
129	2016	Health（健康）	Impact evaluation（影响评估）	Exploring the impacts of providing economics incentives to increase voluntary medical male circumcision
130	2016	Health（健康）	Impact evaluation（影响评估）	Can peers and other influencers increase voluntary medical male circumcision uptake?
131	2016	Health（健康）	Impact evaluation（影响评估）	Impact of mobile message reminders on tuberculosis treatment outcomes in Pakistan
132	2016	Health（健康）	Impact evaluation（影响评估）	Improving maternal and child health in India: evaluating demand and supply strategies
133	2016	Health（健康）	Impact evaluation（影响评估）	Sustainability of impact: dimensions of decline and persistence in adopting a biofortified crop in Uganda
134	2016	Health（健康）	Impact evaluation（影响评估）	Thirty-five years later: Evaluating the impacts of a child health and family planning programme in Bangladesh
135	2016	Governance（治理）	Impact evaluation（影响评估）	A triple win? The impact of Tanzania's Joint Forest Management programme on livelihoods, governance and forests
136	2016	Social protection（社会保障）	Impact evaluation（影响评估）	The effect of conditional transfers on intimate partner violence: evidence from Northern Ecuador

续表

序号	年份	研究领域	类型	题目
137	2016	Social protection（社会保障）	Impact evaluation（影响评估）	The effect of transfers and preschool on children's cognitive development in Uganda
138	2016	Water, sanitation and hygiene（水，环境与个人卫生）	Impact evaluation（影响评估）	Effectiveness of a rural sanitation programme on diarrhoea, soil-transmitted helminth infection and malnutrition in India
139	2016	Health（健康）	Systematic review（系统评价）	Does community-based rehabilitation improve lives of people with disabilities?
140	2016	Health（健康）	Systematic review（系统评价）	Measuring spillovers matters
141	2016	Health（健康）	Systematic review（系统评价）	Factors affecting uptake of voluntary and community-based health insurance schemes in low-and middle-income countries
142	2016	Health（健康）	Systematic review（系统评价）	Supplementary feeding for improving the health of disadvantaged infants and young children: a systematic review
143	2016	Health（健康）	Systematic review（系统评价）	Community-based rehabilitation for people with disabilities
144	2016	Health（健康）	Systematic review（系统评价）	Supplementary feeding for improving the health of disadvantaged infants and children: what works and why?
145	2016	Health（健康）	Systematic review（系统评价）	Identification and measurement of health-related spillovers in impact evaluations
146	2016	Water, sanitation and hygiene（水，环境与个人卫生）	Systematic review（系统评价）	What factors impact the effectiveness of emergency WASH interventions?
147	2016	Water, sanitation and hygiene（水，环境与个人卫生）	Systematic review summary（系统评价总结）	Identification and measurement of health-related spillovers in impact evaluations
148	2016	Humanitarian（人道主义）	Systematic review（系统评价）	Cash-based approaches in humanitarian emergencies
149	2016	Social protection（社会保障）	Systematic review（系统评价）	Youth gang membership and violence in low- and middle-income countries: A systematic review (Part I)
150	2016	Social protection（社会保障）	Systematic review（系统评价）	Youth gang violence and preventative measures in low- and middle-income countries: A systematic review (Part II)
151	2016	Social protection（社会保障）	Systematic review（系统评价）	What works in addressing the needs of street-connected children and young people
152	2016	Health（健康）	Evidence gap map（证据差距图）	Adolescent sexual and reproductive health: an evidence gap map
153	2016	Health（健康）	Scoping paper（概况论文）	Adolescent sexual and reproductive health: scoping the impact of programming in low- and middle-income countries

续表

序号	年份	研究领域	类型	题目
154	2016	Health（健康）	Brief（证据简报）	Exploring the impacts of providing economics incentives to increase voluntary medical male circumcision
155	2016	Health（健康）	Brief（证据简报）	Can peers and other influencers increase voluntary medical male circumcision uptake?
156	2016	Health（健康）	Brief（证据简报）	Does community-based rehabilitation improve lives of people with disabilities?
157	2016	Health（健康）	Brief（证据简报）	Measuring spillovers matters
158	2016	Social protection（社会保障）	Brief（证据简报）	What works in addressing the needs of street-connected children and young people
159	2016	Humanitarian（人道主义）	Brief（证据简报）	Early implementation lessons from 3ie-supported impact evaluations of humanitarian assistance
160	2016	Water, sanitation and hygiene（水，环境与个人卫生）	Brief（证据简报）	What factors impact the effectiveness of emergency WASH interventions?
161	2016	Humanitarian（人道主义）	Learning summary（学习总结）	Early implementation lessons from 3ie-supported impact evaluations of humanitarian assistance
162	2015	Health（健康）	Impact evaluation（影响评估）	The SASA! study: a cluster randomised trial to assess the impact of a violence and HIV prevention programme in Kampala, Uganda
163	2015	Health（健康）	Impact evaluation（影响评估）	Validation of hearing screening procedures in Ecuadorian schools
164	2015	Health（健康）	Impact evaluation（影响评估）	Impact of malaria control and enhanced literacy instruction on educational outcomes among school children in Kenya: a multi-sectoral, prospective, randomised evaluation
165	2015	Governance（治理）	Impact evaluation（影响评估）	An impact evaluation of information disclosure on elected representatives' performance: evidence from rural and urban India
166	2015	Social protection（社会保障）	Impact evaluation（影响评估）	Assessing long-term impacts of conditional cash transfers on children and young adults in rural Nicaragua
167	2015	Water, sanitation and hygiene（水，环境与个人卫生）	Impact evaluation（影响评估）	What works in expanding the use of chlorine dispensers to purify water? Impact evidence from Kenya
168	2015	Water, sanitation and hygiene（水，环境与个人卫生）	Impact evaluation（影响评估）	Does building more toilets stop the spread of disease? Impact evidence from India
169	2015	Water, sanitation and hygiene（水，环境与个人卫生）	Impact evaluation（影响评估）	Can disgust and shame lead to cleaner water and more handwashing? Impact evidence from Bangladesh
170	2015	Health（健康）	Systematic review（系统评价）	The identification and measurement of health - related spillovers in impact evaluations

续表

序号	年份	研究领域	类型	题目
171	2015	Health （健康）	Systematic review （系统评价）	Community-based rehabilitation for people with disabilities in low- and middle-income countries
172	2015	Social protection （社会保障）	Systematic review （系统评价）	Policing interventions for targeting interpersonal violence in developing countries: a systematic review
173	2015	Water, sanitation and hygiene （水，环境与个人卫生）	Systematic review summary （系统评价总结）	What factors affect sustained adoption of safe water, hygiene and sanitation technologies?
174	2015	Health （健康）	Scoping paper （概况论文）	Engaging communities for increasing immunisation coverage: what do we know?
175	2015	Health （健康）	Replication paper （再版论文）	Male circumcision and HIV acquisition: reinvestigating the evidence from young men in Kisumu, Kenya
176	2015	Health （健康）	Replication paper （再版论文）	Walking on solid ground: a replication study on Piso Firme's impact
177	2015	Health （健康）	Replication paper （再版论文）	The impact of India's JSY conditional cash transfer programme: a replication study
178	2015	Infrastructure （基础设施）	Replication paper （再版论文）	The long and short of returns to public investments in fifteen Ethiopian villages
179	2015	Water, sanitation and hygiene （水，环境与个人卫生）	Brief （证据简报）	What works in expanding the use of chlorine dispensers to purify water? Impact evidence from Kenya
180	2015	Water, sanitation and hygiene （水，环境与个人卫生）	Brief （证据简报）	Does building more toilets stop the spread of disease? Impact evidence from India
181	2015	Water, sanitation and hygiene （水，环境与个人卫生）	Brief （证据简报）	Can disgust and shame lead to cleaner water and more handwashing? Impact evidence from Bangladesh
182	2014	Health （健康）	Impact evaluation （影响评估）	Scaling up male circumcision service provision: results from a randomised evaluation in Malawi
183	2014	Health （健康）	Impact evaluation （影响评估）	Paying for performance in China's battle against anaemia
184	2014	Governance （治理）	Impact evaluation （影响评估）	Social and economic impacts of Tuungane: final report on the effects of a community-driven reconstruction programme in the Democratic Republic of Congo
185	2014	Governance （治理）	Impact evaluation （影响评估）	The GoBifo project evaluation report: Assessing the impacts of community-driven development in Sierra Leone
186	2014	Social protection （社会保障）	Impact evaluation （影响评估）	Impact evaluation of the non-contributory social pension programme 70 y más in Mexico
187	2014	Social protection （社会保障）	Impact evaluation （影响评估）	The impact of daycare on maternal labour supply and child development in Mexico

序号	年份	研究领域	类型	题目
188	2014	Social protection （社会保障）	Systematic review （系统评价）	Services for street-connected children and young people in low- and middle-income countries: a thematic synthesis
189	2014	Health （健康）	Replication paper （再版论文）	Reanalysis of health and educational impacts of a school-based deworming program in western Kenya Part 1 and 2: pure replication and alternative analyses
190	2014	Humanitarian （人道主义）	Working paper （工作论文）	What methods may be used in impact evaluations of humanitarian assistance?
191	2014	Humanitarian （人道主义）	Scoping paper （概况论文）	What evidence is available and what is required in humanitarian assistance?
192	2013	Health （健康）	Systematic review （系统评价）	Slum upgrading strategies and their effects on health and socio-economic outcomes
193	2013	Health （健康）	Systematic review （系统评价）	Focus on Female Genital Mutilation
194	2013	Health （健康）	Brief （证据简报）	Focus on Female Genital Mutilation
195	2012	Water, sanitation and hygiene （水，环境与个人卫生）	Systematic review （系统评价）	Safe drinking water. Who is willing to pay the price?
196	2012	Water, sanitation and hygiene （水，环境与个人卫生）	Systematic review （系统评价）	Willingness to pay for cleaner water in less developed countries: systematic review of experimental evidence
197	2012	Water, sanitation and hygiene （水，环境与个人卫生）	Brief （证据简报）	Safe drinking water. Who is willing to pay the price?
198	2011	Health （健康）	Systematic review （系统评价）	The impact of daycare programs on child health, nutrition and development in developing countries: a systematic review
199	2011	Health （健康）	Systematic review （系统评价）	Community-based intervention packages for reducing maternal morbidity and mortality and improving neonatal outcomes
200	2010	Health （健康）	Systematic review （系统评价）	Access to health: How to reduce child and maternal mortality?
201	2010	Health （健康）	Brief （证据简报）	Access to health: How to reduce child and maternal mortality?
202	2009	Health （健康）	Systematic review （系统评价）	Behaviour change intervention to prevent HIV among women living in low- and middle-income countries
203	2009	Water, sanitation and hygiene （水，环境与个人卫生）	Systematic review （系统评价）	Water, sanitation and hygiene interventions to combat childhood diarrhoea in developing countries
204	2009	Health （健康）	Impact evaluation （影响评估）	Climate change: Effective ways of cutting greenhouse gas emissions

序号	年份	研究领域	类型	题目
205	2009	Health （健康）	Impact evaluation （影响评估）	Health insurance for the poor: myth or reality
206	2009	Health （健康）	Impact evaluation （影响评估）	Financing better health care for all
207	2009	Governance （治理）	Impact evaluation （影响评估）	Public works: An effective safety net for the poor?
208	2009	Water, sanitation and hygiene （水，环境与个人卫生）	Impact evaluation （影响评估）	Running water, working toilets and safe hygiene practices
209	2009	Water, sanitation and hygiene （水，环境与个人卫生）	Impact evaluation （影响评估）	Water to save lives
210	2009	Humanitarian （人道主义）	Scoping paper （概况论文）	Impact evaluation in the post-disaster setting
211	2009	Health （健康）	Brief （证据简报）	Climate change: Effective ways of cutting greenhouse gas emissions
212	2009	Health （健康）	Brief （证据简报）	Health insurance for the poor: myth or reality
213	2009	Health （健康）	Brief （证据简报）	Financing better health care for all
214	2009	Governance （治理）	Brief （证据简报）	Public works: An effective safety net for the poor?
215	2009	Water, sanitation and hygiene （水，环境与个人卫生）	Brief （证据简报）	Running water, working toilets and safe hygiene practices
216	2009	Water, sanitation and hygiene （水，环境与个人卫生）	Brief （证据简报）	Water to save lives

附录三 Campbell 系统评价题目注册表模板

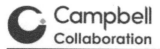

Title registration for a systematic review: Put title here

List authors here by First name Last name

The support of the editorial team in producing your review is conditional upon your agreement to publish the protocol and finished review, together with subsequent updates, with the Campbell Collaboration. We are open to considering other evidence synthesis types such as meta-reviews. Please contact the Managing Editor of the topic area of interest to inquire about this.

By completing this form you undertake to publish firstly with Campbell. Co-publication with other journals is possible only after discussing with the Campbell Coordinating Group and Editor in Chief. Unless agreed otherwise, we propose that the Campbell version be published first, co-publication be acknowledged (more details on co-publication are available in our author guidelines.

Submitted to the Coordinating Group of:	Plans to co-register:
☐ Business and Management	☐ No
☐ Crime and Justice	☐ Yes ☐ Cochrane ☐ Other
☐ Disability	☐ Maybe
☐ Education	
☐ International Development	
☐ Nutrition	
☐ Knowledge Translation and Implementation	
☐ Methods	

☐　Social Welfare

　☐ Ageing

　☐ Sexual Orientation and Gender
　Identity

☐　Other:

Date submitted:
Approval date:

Title of the review

Suggested format
[Intervention/s] for [improving/reducing/increasing/etc.] [outcome/s] in
[problem/population] in [location/situation]: A systematic review

Example(s):

- Community-oriented policing to reduce crime in neighbourhoods: A systematic review
- 12-step programmes for reducing abuse of illicit drugs: A systematic review

Background

Briefly describe the problem that the interventions under review are aiming to address and
the relevance to policy and practice. Keep section short (6-8 sentences).

Policy relevance

What is the policy relevance of your review? Situate your review in current or planned policy
changes (6-8 sentences, focusing on recent policies)

Objectives

The objective(s) should be listed as questions that the review will aim to answer.

Why is this review needed in light of existing reviews?

Justify the need for this review in light of existing reviews or any in progress. Reference and list these existing reviews. Please check for ongoing reviews registered as protocols with Campbell, PROSPERO and Cochrane and any other relevant systematic review registries.

Intervention

Describe the eligible intervention(s) and comparison(s) clearly, in plain language. What is given, by whom, to whom, and for how long? What are the comparison conditions (what is usually provided to control/comparison groups who don't receive the intervention)? Describe any similar interventions that will not be eligible and justify the exclusion.

Population

Specify the types of populations to be included and excluded, with thought given to aspects such as demographic factors and settings.

Outcomes

List the primary and secondary outcomes for the review, including all outcomes important to those who will be affected by and those who will make decisions about the intervention(s). Give thought to the inclusion of adverse and unintended effects, resource use and outcomes along the causal chain.

Study designs

List the types of study designs to be included and excluded (please describe eligible study designs). Where the review aims to include quantitative and qualitative evidence, specify which of the objectives noted above will be addressed using each type of evidence.

References

APA style (6th edition). Include DOI reference (or URL if no DOI is available).

Review authors

Lead review author: *The lead author is the person who develops and co-ordinates tl review team, discusses and assigns roles for individual members of the review team, li with the editorial base and takes responsibility for the on-going updates of the review.*

Name:

Title:

Affiliation:

Address:

City, State, Province or County:

Post code:

Country:

Phone:

Email:

Co-author(s): *There should be at least one co-author.*

Name:

Title:

Affiliation:

Address:

City, State, Province or County:

Post code:

Country:

Phone:

Email:

Duplicate the co-author table as necessary to include all co-authors.

Roles and responsibilities

Give a brief description of content and methodological expertise within the review team. It is recommended to have at least one person on the review team who has content expertise, at least one person who has methodological expertise and at least one person who has statistical expertise. It is also recommended to have one person with information retrieval expertise.

Please note that this is the *recommended optimal* review team composition.

- Content:
- Systematic review methods:
- Statistical analysis:
- Information retrieval:

Funding

Do you receive any financial support, and if so, from where? What are your deliverable deadlines for the review? If not, are you planning to apply for funding, and if so, from where?

Potential conflicts of interest

Please read the Campbell conflict of interest policy (October 2013). Ask each of your co-authors to fill in a conflict of interest form (available in the policy), then describe any potential conflicts here. For example, have any of the authors been involved in the development of relevant interventions, primary research, or prior published reviews on the topic? Please submit your forms with the title registration form.

Preliminary timeframe

Note, if the protocol or review is not submitted within six months and 18 months of title registration, respectively, the review area is opened up for other authors.

- Date you plan to submit a draft protocol:
- Date you plan to submit a draft review:

附录四　Campbell 证据差距图题目注册表模板

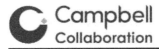

Title registration for an evidence and gap map:
Put title here
List authors here by First name Last name

The support of the editorial team in producing your evidence and gap map (EGM) is conditional upon your agreement to publish the protocol and finished EGM, together with subsequent updates, with the Campbell Collaboration.

By completing this form you undertake to publish firstly with Campbell. Co-publication with other journals is possible only after discussing with the Campbell Coordinating Group and Editor in Chief. Unless agreed otherwise, we propose that the Campbell version be published first, co-publication be acknowledged (more details on co-publication are available in our author guidelines).

Submitted to the Coordinating Group of:	*Plans to co-register:*
☐ Business and Management	☐ No
☐ Crime and Justice	☐ Yes ☐ Cochrane ☐ Other
☐ Disability	☐ Maybe
☐ Education	
☐ International Development	
☐ Nutrition	
☐ Knowledge Translation and Implementation	
☐ Methods	
☐ Social Welfare	
☐ Ageing	
☐ Sexual Orientation and Gender Identity	

☐　Other:

Date submitted:
Approval date:

Title of the EGM

Evidence and gap maps have a broader scope than most systematic reviews. As such, the title for an EGM will be broader than that of a review. An intervention or problem will be identified, but can be broad (e.g. 'education').

Suggested format, where {...} indicates optional:

{Intervention or problem for} and {Population} or {location/situation} or {outcome}: an evidence and gap map {of study type/design}.

At least one intervention or problem should be specified in combination with population, location/situation, outcome, or study design. Capitalise all important words in the title and include a colon and "An evidence and gap map" at the end of the title.
Examples:
- ✓　Reproductive health of adolescents in sub-Saharan Africa: An evidence and gap map
- ✓　Literacy in primary and secondary education in low- and middle-income countries: An evidence and gap map

Background

Briefly describe the scope to be covered by the EGM and the relevant dimensions, the relevance to policy and practice, and the objective(s) of the EGM.

Why is this EGM needed in light of existing EGMs?

Justify the need for this EGM if other EGMs exist or are in progress. Reference and list these existing EGMs.

Suggested dimensions

The following are suggested dimensions for elaboration, depending on the scope of the EGM. The intervention-outcome framework is a common model.

Intervention(s) or problem

Describe the set of interventions or problem to be contextualized as a framework for the EGM clearly in plain language.

Describe related or similar interventions that will not be eligible and justify the exclusion.

This list is not binding. It will be fully developed at protocol stage.

Population

Specify the types of populations to be included and excluded, if appropriate. This description can be broad e.g. 'low and middle-income countries' or 'children under 12'. If applicable, consider issues of equity and relevance of evidence to specific populations.

Outcomes

List the primary and secondary outcomes likely to be to be contextualized as a framework for the EGM, if applicable. This list is not binding. It will be fully developed at the protocol stage. List any outcomes to be excluded.

Study designs

List and describe the eligibility of types of study designs to be included and excluded. Where the EGM will include quantitative and qualitative evidence, specify which outcomes will be addressed using each type of evidence.

For the higher reaches of the causal chain (commonly called final outcomes or impacts) then the usual Campbell standards of evidence apply, that is, experimental and large non-experimental designs are required to demonstrate effectiveness. By contrast, an indicator such as success in reaching target groups requires factual, not counterfactual, analysis. And understanding success in reaching those groups (barriers and facilitators) may use qualitative data.

Stakeholder engagement

Engaging stakeholders play a central role in defining the scope of the EGM, through the development of the framework and asking the right questions.

Describe the role of stakeholders in defining the scope. Where enabled by a formal Advisory Group, indicate who the members are, and the process by which meetings were held in the preparation of the EGM.

References

APA style (6th edition). Include DOI reference (or URL if no DOI is available).

Evidence and gap map authors

Lead author: *The lead author is the person who develops and co-ordinates the EGM team, discusses and assigns roles for individual members of the map team, liaises with the editorial base and takes responsibility for the on-going updates of the map.*

Name:	
Title:	
Affiliation:	
Address:	
City, State, Province or County:	
Post code:	
Country:	
Phone:	
Email:	

Co-author(s): *There should be at least one co-author.*

Name:	
Title:	
Affiliation:	
Address:	
City, State, Province or County:	
Post code:	
Country:	
Phone:	
Email:	

Duplicate the co-author table as necessary to include all co-authors.

Roles and responsibilities

Please give a brief description of content and methodological expertise within the EGM team. It is recommended to have at least one person on the team who has content expertise, at least one person who has methodological expertise and at least one person who has statistical expertise. It is also recommended to have one person with information retrieval expertise.

Please note that this is the *recommended optimal* EGM team composition.

- Content:
- EGM methods:
- Information retrieval:

Funding

Do you receive any financial support, and if so, from where? What are your deliverable deadlines for the review? If not, are you planning to apply for funding, and if so, from where?

Potential conflicts of interest

For example, have any of the authors been involved in the development of relevant interventions, primary research, or prior published reviews on the topic?

Preliminary timeframe

Note, if the protocol or EGM are not submitted within six months of title registration and protocol, respectively, the review area is opened up for other authors.

- Date you plan to submit a draft protocol:
- Date you plan to submit a draft EGM:

附录五 缩略语表

缩略语	英文全称	中文译名
A&HCI	Arts & Humanities Citation Index	艺术人文引文索引
AGREE	Appraisal of Guidelines Research & Evaluation	指南研究与评估系统
AGREE-HS	Appraisal of Guidelines Research& Evaluation-Health Systems	卫生系统指南研究与评估工具
AGREE-REX	The Appraisal of Guidelines Research & Evaluation-Recommendation Excellence	指南研究与评估系统——最佳推荐意见的质量评价工具
AHRQ	Agency for Healthcare Research and Quality	美国医疗保健研究与质量局
AHHA	Australian Healthcare and Hospitals Association	澳大利亚卫生保健和医院协会
AI	Artificial Intelligence	人工智能
AMSTAR	Assessment of Multiple Systematic Reviews	系统评价/Meta 分析方法学质量评价工具
CAHTA	Catalan Agency for Health Technology Assessment and research	加泰隆卫生技术评估和研究机构
Campbell EGMs	Campbell Evidence and Gap Maps	Campbell 证据差距图
CASP	Critical Appraisal Skills Program	严格评价技能项目
CCAs	Cochrane Clinical Answers	Cochrane 临床答案
CDC	Centers for Disease Control and Prevention	美国疾病控制与预防中心
CDSR	Cochrane Database of Systematic Reviews	Cochrane 系统评价数据库
CENTRAL	Cochrane Central Register of Controlled Trials	Cochrane 对照试验中心注册资料库
CERQual	Confidence in the Evidence from Reviews of Qualitative research	定性系统评价证据分级工具
CFIR	Consolidated Framework for Implementation Research	实施研究的综合框架
ChiCTR	Chinese Clinical Trial Registry	中国临床试验注册中心
CHWs	Community Health Workers	社区卫生工作者
CINAHL	Cumulative Index to Nursing & Allied Health Literature	护理及相关专业文献积累索引
CIS	Critical Interpretive Synthesis	批判解释综合法

续表

缩略语	英文全称	中文译名
CMB	China Medical Board	美国中华医学基金会
CNKI	China National Knowledge Infrastructure	中国知网
CONSORT	Consolidated Standards of Reporting Trials Statement	随机对照试验统一报告规范声明
CPCI-S	Conference Proceedings Citation Index-Science	会议录引文索引–科学版
CPCI-SSH	Conference Proceedings Citation Index-Social Science & Humanities	会议录引文索引–社会科学与人文科学版
CPG	Clinical Practice Guideline	临床实践指南
CREHS	Consortium for Research on Equitable Health Systems	公平卫生系统研究联合会
CRG	Cochrane Review Group	Cochrane 系统评价协作组
CROB	Cochrane Risk of Bias Tool	Cochrane 偏倚风险评估工具
CSCD	Chinese Science Citation Database	中国科学引文数据库
CSR	Cochrane Systematic Reviews	Cochrane 系统评价
CSSCI	Chinese Social Sciences Citation Index	中文社会科学引文索引
DALYs	Disability-adjusted Life Years	伤残调整生命年
DRMA	Dose-response Meta-analysis	剂量–反应关系 Meta 分析
DTA	Diagnostic Test Accuracy	诊断性试验
EBHC	Evidence-based Healthcare	循证卫生保健
EBM	Evidence-based Medicine	循证医学
EBHP	Evidence-based Health Policy-making	循证卫生决策
EGMs	Evidence and Gap Maps	证据差距图
EIHD	Effectiveness-Implementation Hybrid Design	效果–实施混合设计
EM	Evidence Mapping	证据图谱
EMBASE	Excerpt Medica Database	荷兰生物医学文摘数据库
ENTREQ	Enhancing Transparency in Reporting the Synthesis of Qualitative Research	定性研究系统评价报告指南
EPC	Evidence-based Practice Center	循证实践中心
EPPI-Centre	Evidence for Policy and Practice Information and Co-ordinating Centre	政策与实践信息协调证据中心
EQUATOR	Enhancing the QUAlity and Transparency Of health Research	卫生研究质量与透明性促进协作网
ERG	External Review Group	外部评审小组
ES	Effect Size	效应量

缩略语	英文全称	中文译名
EtD	Evidence to Decision Frameworks	证据决策框架
ETQS	Evaluation Tool for Qualitative Studies	定性研究评估工具
EVIPNet	Evidence-Informed Policy Networks	知证决策网络
FGD	Focus Group Discuss	焦点小组讨论
FT	Feasibility Trial	可行性试验
GDG	Guideline Development Group	指南制订小组
GHIN	Global HIV/AIDS Initiatives Network	全球艾滋病毒/艾滋病倡议网络
GIN	Guidelines International Network	国际指南协作网
GRADE	The Grading of Recommendations, Assessment, Development and Evaluation	证据质量和推荐意见评级系统
GRC	Guidelines Review Committee	指南评审委员会
HEN	Health Evidence Network	健康证据网络
HPG	Health Policy Guideline	卫生政策指南
HPSP	Health Policy Support Project	卫生政策支持项目
HSE	Health Systems Evidence	卫生系统证据
HSG	Health System Guideline	卫生系统指南
HSRC	Human Sciences Research Council	人类科学研究委员会
HTA	Health Technology Assessment	卫生技术评估
ICER	Incremental Cost Effective Ratio	增量成本效果比
INAHTA	International Network of Agencies for Health Technology Assessment	国际卫生技术评估机构网络
IOM	Institute Of Medicine	美国医学研究所
IPD	Individual Patient Data	单个病例数据
IPRC	The University of Iowa Injury Prevention Research Center	爱荷华大学伤害预防研究中心
ISTAHC	International Society of Technology Assessment in Health Care	国际卫生技术评估协会
ITNs	Insecticide-treated Nets	浸药蚊帐
JAMA	The Journal of the American Medical Association	美国医学会杂志
JBI	Joanna Briggs Institute	乔安娜布里格斯研究所
K2P	The American University of Beirut, Knowledge to Policy	黎巴嫩美国贝鲁特大学知识政策转化中心
KT	Knowledge Translation	知识转化
KTPs	Knowledge Translation Platforms	知识转化平台
MA	Meta-analysis	Meta 分析

缩略语	英文全称	中文译名
MAPGRT	Multi-Arm Parallel-Group Randomized Trial	多臂平行对照随机临床试验
MD	Mean Difference	均数差
ME	Meta-ethnography	Meta–民族志
mHealth	Mobile Health	移动医疗
MHF	McMaster Health Forum	麦克马斯特卫生论坛
MOST	Multiphase Optimization Strategy	多阶段优化策略
NCBI	National Center for Biotechnology Information	美国国立医学图书馆国家生物技术信息中心
NCD	Non-Communicable Diseases	慢性非传染性疾病
NGC	National Guideline Clearinghouse	美国国家指南交换中心
NICE	National Institute for Health and Clinical Excellence	英国国家卫生与临床优化研究所
NIH	National Institutes of Health	美国国立卫生研究院
NMA	Network Meta-analysis	网状 Meta 分析
non-RCTs	Non-Randomized Controlled Trials	非随机干预对照试验
NOS	The Newcastle-Ottawa Scale	纽卡斯尔–渥太华量表
OBS-Observatory	European Observatory on Health Systems and Policies	欧洲卫生系统和政策观察站
OCLC	Online Computer Library Center	联机计算机图书馆中心
OR	Odds Ratio	比值比
OTA	Office of Technology Assessment	技术评估办公室
Overviews	Overviews of Reviews	系统评价再评价
PRISMA	Preferred Reporting Items for Systematic Reviews and Meta-Analyses	系统评价/Meta 分析优先报告条目
PROs	Patient-Reported Outcomes	患者报告结局
PROSPERO	International Prospective Register of Systematic Reviews	国际化前瞻性注册数据库
PT	Pilot Trial	先导性试验
QALE	Quality-adjusted Life Expectancy	质量调整预期寿命
QALYs	Quality-adjusted Life Years	质量调整寿命年
QED	Quasi-experimental Designs	准试验设计
QUOROM	The Quality of Reporting of Meta-analysis of Randomized Controlled Trials	随机对照试验 Meta 分析统一报告规范
RCTs	Randomized Controlled Trials	随机对照试验

缩略语	英文全称	中文译名
RD	Ratio Difference	率差
RIGHT	Reporting Items for Practice Guidelines in healthcare	卫生保健实践指南报告清单
ROB	Risk of Bias	偏倚风险
ROBIS	Risk of Bias in Systematic Review	系统评价中的偏倚风险评估工具
ROBINS-I	Risk Of Bias In Non-randomized Studies of Interventions	非随机干预性研究偏倚评估工具
RR	Relative Risk	相对危险度
SG	Steering Group	指南指导小组
SIGN	Scottish Intercollegiate Guidelines Network	苏格兰校际指南网络
SMART	Sequential Multiple Assignment Randomized Trial	多重方案随机序贯试验
SMD	Standardized Mean Difference	标准化均数差
SR	Systematic Review	系统评价
SSCI	Social Sciences Citation Index	社会科学引文索引
SSE	Social Systems Evidence	社会系统证据
StaRI	Standards for Reporting Implementation Studies	实施性研究报告规范
STBBI	The Pan-Canadian Sexually Transmitted and Bloodborne Infections (STBBI) Framework	泛加拿大性传播和血液感染行动框架
STH	Soil-transmitted Helminths	土壤传播蠕虫
SUPPORT	SUPporting POlicy Relevant Reviews and Trials Tools	支持政策相关系统评价和试验协作网/政策相关评价和试验支持循证卫生决策工具
SURE	Supporting the Use of Research Evidence	研究证据使用支持项目
SWD	Stepped-Wedge Design	阶梯设计
TS	Thematic Synthesis	主题综合法
WHO	World Health Organization	世界卫生组织
WMD	Weighted Mean Difference	加权均数差
WPT	Within Person Trial	个体内临床试验
3ie	International Initiative for Impact Evaluation	国际影响评估倡导组织